Entwürfe zu Festsetzungen über Lebensmittel.

Herausgegeben vom **Kaiserlichen Gesundheitsamt.**

Heft 1: Honig. Preis 0,70 Mark.

Heft 2: Speisefette und Speiseöle. Mit 2 Textfiguren. Preis 2,10 Mark.

Heft 3: Essig und Essigessenz. In Vorbereitung.

Entwürfe zu Festsetzungen über Lebensmittel.

Herausgegeben vom
Kaiserlichen Gesundheitsamt.

Heft 2: Speisefette und Speiseöle.

Mit 2 Abbildungen.

Berlin.
Verlag von Julius Springer.
1912.

ISBN 978-3-642-48532-9
DOI 10.1007/978-3-642-48599-2
ISBN 978-3-642-48599-2 (eBook)

Vorwort.

Durch das Reichsgesetz vom 14. Mai 1879, betreffend den Verkehr mit Nahrungsmitteln, Genußmitteln und Gebrauchsgegenständen, ist der Verkauf von gesundheitsschädlichen, verdorbenen, nachgemachten oder verfälschten Nahrungs- und Genußmitteln unter Strafe gestellt. Die endgültige Entscheidung darüber, unter welchen Umständen ein Nahrungsmittel als gesundheitsschädlich, verdorben, nachgemacht oder verfälscht anzusehen sein wird, steht den Gerichten zu, die sich hierbei in der Regel auf das Gutachten von Sachverständigen stützen müssen.

Um den Mißständen, die sich aus der widersprechenden Beurteilung von Lebensmitteln durch verschiedene Sachverständige ergeben, zu begegnen, sind in den Jahren 1894 bis 1902 auf Anregung und unter Mitwirkung des Kaiserlichen Gesundheitsamts von einer Kommission erfahrener Vertreter der Nahrungsmittelchemie die »Vereinbarungen zur einheitlichen Untersuchung und Beurteilung von Nahrungs- und Genußmitteln sowie Gebrauchsgegenständen für das Deutsche Reich«*) ausgearbeitet worden, die kurze Beschreibungen der einzelnen Nahrungsmittel und der zweckmäßigsten Untersuchungsverfahren sowie Anhaltspunkte für die Beurteilung enthalten. Diese »Vereinbarungen« und die inzwischen auf den Jahresversammlungen der »Freien Vereinigung Deutscher Nahrungsmittelchemiker« angenommenen Abänderungsvorschläge zu einzelnen Abschnitten der »Vereinbarungen« bilden in den meisten Fällen, besonders für die aus den Kreisen der amtlichen Nahrungsmittelchemiker entnommenen gerichtlichen Sachverständigen, die Grundlage für die Beurteilung. Da die »Vereinbarungen« indessen keinen amtlichen Charakter tragen, so sind die Gerichte an die darauf gegründeten Gutachten ebensowenig gebunden wie an diejenigen frei urteilender anderer wissenschaftlicher oder gewerblicher Sachverständiger.

Von der Ansicht ausgehend, daß in den »Vereinbarungen« den Interessen der Nahrungsmittelgewerbe und den Handelsgebräuchen nicht genügend Rechnung getragen sei, hat vor einigen Jahren der

*) Verlag von Julius Springer, Berlin, 1897—1902.

»Bund Deutscher Nahrungsmittelfabrikanten und -händler« ein »Deutsches Nahrungsmittelbuch« herausgegeben, das im Jahre 1909 in zweiter Auflage erschienen ist*) und für eine Reihe von Lebensmitteln Festsetzungen über die normale, handelsübliche Beschaffenheit, die zulässigen Zusätze und Behandlungsweisen, etwaige Kennzeichnungspflicht und sonstige Beurteilungsgrundsätze enthält. Die Festsetzungen dieses Buches, die im wesentlichen die Ansichten der beteiligten Industrie- und Handelskreise wiedergeben, stimmen zwar in manchen Punkten mit den »Vereinbarungen« überein, weichen aber in anderen erheblich davon ab. Durch die Berufung der einzelnen Sachverständigen auf die »Vereinbarungen« einerseits, das »Deutsche Nahrungsmittelbuch« anderseits ist daher die Unsicherheit in der Beurteilung zweifelhafter Fälle noch gesteigert worden; nicht ohne Berechtigung wird von seiten des Nahrungsmittelgewerbes und des Handels geklagt, daß es oft erst durch den Ausgang eines Strafverfahrens möglich sei, zu erfahren, was erlaubt und was verboten sei.

Unter diesen Umständen haben die beteiligten Kreise wiederholt angeregt, durch amtliche Vorschriften über die an die einzelnen Lebensmittel zu stellenden Anforderungen den erörterten Mißständen abzuhelfen. Wie eine am 27. März 1911 im Kaiserlichen Gesundheitsamt abgehaltene Beratung des Reichs-Gesundheitsrats (Unterausschuß für Nahrungsmittelchemie) gezeigt hat, zu der Vertreter des Deutschen Landwirtschaftsrates, des Deutschen Handelstages, des Bundes der Industriellen, des Bundes Deutscher Nahrungsmittelfabrikanten und -händler, des Verbandes Deutscher Großhändler der Nahrungsmittel- und verwandten Branchen und der Zentralvereinigung deutscher Vereine für Handel und Gewerbe zugezogen waren, herrscht sowohl auf seiten der Hygieniker und Nahrungsmittelchemiker wie auch auf seiten der an der Erzeugung und dem Handel mit Lebensmitteln beteiligten Berufskreise die einmütige Auffassung, daß nur durch rechtsverbindliche Festsetzungen über die Beschaffenheit und Beurteilung der einzelnen Lebensmittel die unleugbar vorhandenen Mißstände beseitigt werden können.

Nun erscheint eine Festlegung der an die einzelnen Lebensmittel zu stellenden Anforderungen durch Gesetz mit Rücksicht auf die Veränderlichkeit der Verhältnisse, auf die Anwendung neuer Rohstoffe, auf neu auftauchende Behandlungsweisen und Fälschungsmittel nicht zweckmäßig. Vielmehr wird die beweglichere Form amt-

*) Carl Winters Universitätsbuchhandlung, Heidelberg, 1909.

licher, für das ganze Reich giltiger Verordnungen zu wählen sein. Ohne die verschiedenen denkbaren Wege zur Ausführung dieses Gedankens näher zu erörtern, sei hier nur auf die Möglichkeit hingewiesen, durch Umgestaltung und Erweiterung des § 5 des Nahrungsmittelgesetzes dem Bundesrate oder einer anderen Stelle die erforderlichen Befugnisse zu erteilen.

Eine solche Regelung würde indessen unvollkommen bleiben, wenn dabei nicht gleichzeitig eine Lücke ausgefüllt würde, die im Nahrungsmittelgesetz sich mit der Zeit sehr fühlbar gemacht hat. In dem seinerzeitigen Entwurf dieses Gesetzes war unter der verbotswidrigen Behandlung von Lebensmitteln auch das »Versehen mit dem Schein einer besseren Beschaffenheit« aufgeführt, worunter auch eine irreführende Etikettierung verstanden sein sollte. Da aber in der von den gesetzgebenden Faktoren beschlossenen Fassung des Gesetzes nur noch der Begriff »Verfälschen« schlechthin verblieben ist, hat die Rechtsprechung entschieden, daß darunter nur eine an der Ware selbst vorgenommene Manipulation, nicht aber eine bloße Etikettierung oder dergleichen zu verstehen sei. Das Feilhalten unter einer zur Täuschung geeigneten Bezeichnung ist im Gesetz nur für verdorbene, nachgemachte oder verfälschte Lebensmittel unter Strafe gestellt. Wer also z. B. Ziegenmilch als »Kuhmilch«, Moosbeeren als »Preißelbeeren«, minderwertige Fische unter dem Namen eines hochwertigen Fisches verkauft oder einen vom Erzeuger richtig bezeichneten und als solchen bezogenen Kirschsaft seinerseits als »Himbeersaft« weiterverkauft, kann zwar unter Umständen wegen Betrugs, wegen unlauteren Wettbewerbs oder in anderen Fällen auf Grund des Gesetzes zum Schutze der Warenbezeichnungen, nicht aber auf Grund des Nahrungsmittelgesetzes zur Rechenschaft gezogen werden.

Durch das Verbot einer irreführenden Bezeichnung der in den Verkehr gebrachten Lebensmittel überhaupt würden nicht nur diese Mängel beseitigt, sondern auch gleichzeitig Täuschungen beim Verkauf sogenannter »minderwertiger« Nahrungsmittel getroffen werden.

Dementsprechend wird das Bedürfnis anzuerkennen sein, in Erweiterung und Zusammenfassung der bisherigen Nahrungsmittelgesetzgebung (insbesondere von § 367, 7 des Strafgesetzbuches und §§ 10/11 des Nahrungsmittelgesetzes) das Verkaufen und Feilhalten von Lebensmitteln, die verdorben oder verfälscht oder nachgemacht oder irreführend bezeichnet sind, allgemein unter Strafe zu stellen.

Da in den meisten Fällen die Beurteilung der Lebensmittel sich auf deren Untersuchung gründet und die Wahl des Untersuchungsverfahrens vielfach von ausschlaggebender Bedeutung für den Ausfall der Beurteilung ist, so ergibt sich ohne weiteres auch die Notwendigkeit, amtliche Vorschriften für die Untersuchung der Lebensmittel zu erlassen, wie sie sich bereits zur Ausführung verschiedener Sondergesetze (für die Untersuchung von Fleisch und Fetten, Butter und Käse, Wein, Zucker) als unentbehrlich erwiesen haben. Eine Befürchtung, daß etwa amtliche Untersuchungsvorschriften hinter den raschen Fortschritten der analytischen Wissenschaft zurückbleiben könnten, erscheint dann unbegründet, wenn einerseits der Verordnungsweg beweglich genug gestaltet wird, um jederzeit eine schnelle Abänderung der Vorschriften zuzulassen, anderseits grundsätzlich ausgesprochen wird, daß der Chemiker in Ausnahmefällen auch solche Untersuchungsverfahren anwenden darf, die von den amtlich vorgeschriebenen abweichen, wenn sie nach seiner wissenschaftlichen Überzeugung den amtlichen Verfahren gleichwertig sind und das benutzte Verfahren bei der Mitteilung des Untersuchungsergebnisses angegeben wird.

Für die Prüfung der Frage, ob eine derartige Regelung durchführbar und zweckmäßig ist, darf auf die einschlägigen Verhältnisse in der Schweiz hingewiesen werden. Dort sind durch das »Bundesgesetz vom 8. Dezember 1905, betreffend den Verkehr mit Lebensmitteln und Gebrauchsgegenständen«, dem Bundesrat weitgehende Befugnisse übertragen worden. In den Artikeln 54 und 55 des Gesetzes ist diese Behörde unter anderem beauftragt worden, »die nötigen Vorschriften zum Schutze der Gesundheit und zur Verhütung von Täuschung« zu erlassen sowie »Bestimmungen über die anzuwendenden Untersuchungsmethoden und die Grundsätze in der Beurteilung der Untersuchungsobjekte« aufzustellen. Hiervon hat der schweizerische Bundesrat, dem für die Vorbereitung der Verordnungen das schweizerische Gesundheitsamt zur Verfügung steht, in vollem Umfange Gebrauch gemacht und insbesondere dem vom schweizerischen Verein analytischer Chemiker ausgearbeiteten »Schweizerischen Lebensmittelbuch« gesetzliche Kraft verliehen.

In ähnlicher Weise, wenn auch nicht ohne weiteres auf deutsche Verhältnisse übertragbar, ist die Frage in den Vereinigten Staaten von Amerika geregelt. Das entsprechende Gesetz »The Food and Drugs Act«, das übrigens nur für den Verkehr zwischen den einzelnen Staaten der Union und mit dem Auslande gilt, und seine Ausführungsbestimmungen enthalten sehr eingehende Festsetzungen über den Begriff der Verfälschung überhaupt und in den »Standards of Purity for Food Products« genaue amtliche Begriffsbestimmungen für die einzelnen Lebensmittel, die in zweifelhaften Fällen durch das Ackerbaudepartement näher ausgelegt werden (»Food Inspection Decisions«). Auch in Spanien sind neuerdings eingehende Verordnungen über die Beurteilung von Lebensmitteln erlassen worden; ebenso hat Frankreich amtliche Festsetzungen über die Anforderungen und die Untersuchungsverfahren für eine größere Reihe von Lebensmitteln getroffen. Über die Bezeichnung der Lebensmittel bestehen in allen diesen Ländern strenge Vorschriften. In Österreich werden auf Veranlassung der Regierung die für den Verkehr mit Lebensmitteln, ihre Untersuchung und Beurteilung maßgebenden Gesichtspunkte in einem umfangreichen Werke »Codex alimentarius austriacus«, zusammengestellt, das nach einem Erlaß des Ministeriums des Innern für den Richter zwar nicht eine bindende Norm, wohl aber ein fachtechnischer Behelf sein soll.

Es ergibt sich somit aus den vorangegangenen Darlegungen, daß sowohl das Bedürfnis wie auch die Möglichkeit besteht, im Wege der Verordnung Vorschriften bezüglich der Beurteilung und Untersuchung der Lebensmittel zu erlassen. Diese Verordnungen würden nach Schaffung der gesetzlichen Unterlage zweckmäßig nach einem einheitlichen Plan auszuarbeiten sein, dem etwa folgende Einteilung zugrunde zu legen wäre:

An die Spitze werden die Begriffsbestimmungen des betreffenden Lebensmittels und seiner Sorten gestellt; es folgen die Verbote oder Beschränkungen, die zum Schutze der menschlichen Gesundheit etwa erforderlich sind; ein weiterer Abschnitt umfaßt die Grundsätze, nach denen zu beurteilen ist, ob das betreffende Lebensmittel verdorben, verfälscht, nachgemacht oder irreführend bezeichnet ist. Der letzte Abschnitt enthält die Vorschriften für die Untersuchung.

Die ersten drei Abschnitte würden die Grundlage für die Beurteilung der Lebensmittel durch den Richter, der letzte Abschnitt neben den übrigen die Grundlage für die Beurteilung der Lebensmittel durch den Sachverständigen bilden.

Wenngleich zur Zeit der gesetzliche Rahmen für solche Verordnungen noch fehlt, so erschien es doch zweckmäßig, einstweilen den Stoff dafür vorzubereiten und damit zugleich ein Bild von der ins Auge zu fassenden Regelung zu geben. Im Kaiserlichen Gesundheitsamt sind daher nach den erörterten Gesichtspunkten Entwürfe zu Festsetzungen über einzelne Gruppen von Lebensmitteln ausgearbeitet worden, die sodann im Reichs-Gesundheitsrat unter Zuziehung von Sachverständigen aus den einschlägigen Gewerbe- und

Handelskreisen sowie von geeigneten Vertretern der praktischen Nahrungsmittelchemie durchberaten wurden.

Diese Entwürfe werden bereits jetzt veröffentlicht, damit alle Beteiligten Gelegenheit erhalten, sei es öffentlich, sei es in Eingaben an das Kaiserliche Gesundheitsamt, Stellung dazu zu nehmen. Alle solche Äußerungen sollen sorgfältig geprüft und geeignetenfalls bei der Festsetzung der endgültigen Fassung berücksichtigt werden. Es ist aber zu bedenken, daß, wenn die Entwürfe auch das Ergebnis langwieriger Vorarbeiten und eingehender Beratungen sind, doch nicht erwartet werden kann, daß die beteiligten Berufskreise alle Wünsche darin befriedigt finden werden, schon deswegen nicht, weil bei einer großen Reihe strittiger Fragen, in denen sich gegensätzliche Interessen gegenüberstanden, zwischen den Ansprüchen von Erzeugern und Verbrauchern oder zwischen den Anforderungen der Gesundheitspflege und den technischen Möglichkeiten ein geeigneter Mittelweg gefunden oder eine Entscheidung getroffen werden mußte. Auch in diesen Fällen kommt jedoch allen Beteiligten der große Vorteil zugute, daß bestehende Unsicherheiten beseitigt und an deren Stelle zweifelsfreie Vorschriften gegeben werden, denen sich Handel und Gewerbe erfahrungsgemäß anzupassen verstehen.

Zur Erleichterung des Verständnisses und zur Beseitigung etwa noch möglicher Zweifel sind den Entwürfen kurze Erläuterungen zu den Begriffsbestimmungen, den Verboten und den Beurteilungsgrundsätzen beigegeben. Auch die Untersuchungsvorschriften mit technischen Erläuterungen zu versehen, wäre für die breite Öffentlichkeit ohne Interesse gewesen und ist daher unterblieben. Die Untersuchungsvorschriften sind, soweit als nur möglich, dem neuesten Stande der Wissenschaft angepaßt, und es wurden nur solche Verfahren aufgenommen, die einer kritischen Nachprüfung standgehalten haben. Die hierzu erforderlichen literarischen und experimentellen Studien, die großenteils im Kaiserlichen Gesundheitsamt ausgeführt wurden, sind zum Teil in besonderen Veröffentlichungen niedergelegt, die unter dem Titel »Experimentelle und kritische Beiträge zur Neubearbeitung der Vereinbarungen zur einheitlichen Untersuchung und Beurteilung von Nahrungs- und Genußmitteln sowie Gebrauchsgegenständen für das Deutsche Reich« als Sonderbände aus den »Arbeiten aus dem Kaiserlichen Gesundheitsamte« im Verlage von Julius Springer, Berlin, fortlaufend erscheinen.

Entwurf zu Festsetzungen

über

Speisefette und Speiseöle.

Ausgearbeitet im Kaiserlichen Gesundheitsamt,
beraten im Reichs-Gesundheitsrat
(Unterausschuß für Nahrungsmittelchemie)
am 29. und 30. November 1911.

Inhaltsübersicht.

I. Begriffsbestimmungen.

A. Tierische Speisefette.

B u t t e r ist das durch schlagende, stoßende oder schüttelnde Bewegung (Buttern) aus dem Rahm der Kuhmilch oder auch unmittelbar aus Kuhmilch abgeschiedene innige Gemisch von Milchfett und wässeriger Milchflüssigkeit, das durch Kneten zu einer gleichmäßigen, zusammenhängenden Masse verarbeitet und von der anhaftenden Buttermilch sowie dem etwa zum Kühlen und Waschen verwendeten Wasser möglichst befreit, vielfach auch mit Kochsalz versetzt ist. Butter muß den Bestimmungen der Bekanntmachung vom 1. März 1902, betreffend den Fett- und Wassergehalt der Butter, entsprechen.

Je nach der Bereitungsweise unterscheidet man Butter aus süßem Rahm, aus gesäuertem Rahm, aus gesäuerter Milch, auch aus Molken (Molkenbutter, Vorbruchbutter); je nach der Jahreszeit und Fütterungsweise Winterbutter, Sommerbutter, Stallbutter, Grasbutter. Außerdem werden im Handel nach der Güte unterschieden: Teebutter, Tafelbutter, Streichbutter, Molkereibutter, Landbutter, Bauernbutter, Faßbutter, Packbutter (Faktoreibutter), Kochbutter, Dauerbutter usw.

Z i e g e n b u t t e r und S c h a f b u t t e r sind aus Ziegen- und Schafmilch nach Art der Butter hergestellte Erzeugnisse.

B u t t e r s c h m a l z (Schmelzbutter oder Schmalzbutter, in Süddeutschland auch Rindsschmalz oder einfach Schmalz genannt) ist das durch Schmelzen von Butter und größtmögliche Trennung des Fettes von den anderen Bestandteilen (Wasser, Casein, Milchzucker, Salze) erhaltene, zuweilen auch mit Kochsalz versetzte Butterfett.

S c h w e i n e s c h m a l z (Schweinefett, in Norddeutschland auch einfach Schmalz genannt) ist das aus fettreichen Teilen geschlachteter Schweine ausgeschmolzene Fett.

In Deutschland verwendet man hierzu: das Bauchwandfett (Liesen, Flomen, Lünte, Schmer, Wammenfett), Gekröse- (Micker-) Fett, Netzfett, ferner den Rückenspeck, seltener das Fettgewebe von anderen Körperteilen.

Je nach der Bereitungsweise, Güte und Herkunft unterscheidet man: Rohschmalz, Dampfschmalz, Neutralschmalz, raffiniertes Schweineschmalz, deutsches Schweineschmalz, amerikanisches Schweineschmalz usw.

Bratenschmalz ist das durch Erhitzen von Schweineschmalz unter Zusatz von Gewürzen, Zwiebeln, Äpfeln und dergleichen gewonnene Erzeugnis.

Schmalzöl (Specköl) ist das aus Schweineschmalz bei niedriger Temperatur durch Pressung gewonnene Öl. Der dabei verbleibende Preßrückstand heißt Schmalzstearin (Solarstearin).

Rindertalg (Rinderfett) ist das aus fettreichen Teilen geschlachteter Rinder ausgeschmolzene Fett.

Man verwendet hierzu hauptsächlich das Gekröse- (Micker-) Fett, Netzfett, Nierenfett, Herzfett, Mittelfellfett, Sackfett (Hodensackfett von Ochsen), Eingeweidefett (Magenfett, Darmfett, Lungenfett), seltener andere fettreiche Körperteile.

Feintalg (Premier jus) ist der aus frischen, ausgewählt guten Teilen bei nicht zu hoher Temperatur ausgeschmolzene und sorgfältig gereinigte Rindertalg.

Oleomargarin ist der aus gereinigtem Rindertalg (Feintalg) durch Auspressen bei mäßiger Temperatur gewonnene niedriger schmelzende Anteil des Rindertalges.

Preßtalg (Rinderstearin) ist der bei der Gewinnung des Oleomargarins als Preßrückstand verbleibende höher schmelzende Anteil des Rindertalges.

Hammeltalg (Hammelfett, Schaffett) ist das aus fettreichen Teilen geschlachteter Schafe ausgeschmolzene Fett.

Man verwendet hierzu hauptsächlich das Gekrösefett, Netzfett, Nierenfett, Herzfett, Mittelfellfett, seltener andere fettreiche Körperteile.

Hammelfeintalg, Hammeloleomargarin und Hammelpreßtalg sind von Schafen nach Art des Feintalges, Oleomargarins und Preßtalges gewonnene Fette.

Gänseschmalz (Gänsefett) ist das aus fettreichen Teilen geschlachteter Gänse ausgeschmolzene Fett.

B. Pflanzliche Speiseöle und Speisefette.

Die pflanzlichen Speiseöle und Speisefette sind für den menschlichen Genuß geeignete fette Öle oder Fette, die aus Früchten, Fruchtteilen oder Samen von Pflanzen gewonnen sind.

Olivenöl (Baumöl) ist das aus den Früchten des Ölbaumes (Olea europaea) durch Pressung gewonnene Öl.

Je nach der Olivenart, dem Reifezustand der Früchte, der Art der Ernte (gepflückt, geschlagen, geschüttelt), der Art und Dauer der Aufbewahrung der Früchte, der Art ihrer Verarbeitung unterscheidet man verschiedene Sorten von Olivenöl; die besten, mit besonderer Sorgfalt durch schwache kalte Pressung gewonnenen Olivenöle werden als Jungfernöl, Provenceröl, Aixeröl, Nizzaöl bezeichnet.

Erdnußöl (Arachisöl) ist das aus den Früchten der Erdnußpflanze (Arachis hypogaea) nach Beseitigung der Hülsen, der Samenhäutchen und der Keime durch Pressung gewonnene Öl.

Sesamöl ist das aus den Samen der Sesampflanze (Sesamum indicum und Sesamum orientale) durch Pressung gewonnene Öl.

Mohnöl ist das aus den Samen der Mohnpflanze (Papaver somniferum) durch Pressung gewonnene Öl.

Baumwollsamenöl (Cottonöl) ist das aus den Samen der verschiedenen Arten der Baumwollenstaude (Gossypium) durch Pressung in der Wärme gewonnene und gereinigte Öl. Mitunter (regelmäßig bei dem sogenannten Winteröl) werden die leichter erstarrenden Anteile, das Baumwollstearin, abgetrennt.

Rüböl (Rapsöl, Rübsenöl, Kohlsaatöl, Kolzaöl) ist das aus den Samen verschiedener Brassicaarten durch Pressung gewonnene und gereinigte Öl.

Leinöl ist das aus den Samen der Flachspflanze (Linum usitatissimum) durch Pressung gewonnene Öl.

Kokosfett (Kokosöl, Kokosnußöl, Kokosbutter) ist das aus dem getrockneten Kernfleisch (Kopra) der Frucht der Kokospalme (Cocos nucifera und Cocos butyracea) durch Pressung gewonnene und gereinigte Fett.

Palmkernfett (Palmkernöl) ist das aus den Fruchtkernen der Ölpalme (Elaeis guineensis und Elaeis melanococca) durch Pressung oder durch Ausziehen mit Lösungsmitteln gewonnene und gereinigte Fett.

C. Margarine und Kunstspeisefett.

Margarine sind diejenigen der Butter oder dem Butterschmalz ähnlichen Zubereitungen, deren Fettgehalt nicht oder nicht ausschließlich der Milch entstammt. Margarine muß den Bestimmungen des Gesetzes vom 15. Juni 1897, betreffend den Verkehr mit Butter, Käse, Schmalz und deren Ersatzmitteln, sowie der Bekanntmachung vom 4. Juli 1897, betreffend Bestimmungen zur Ausführung des genannten Gesetzes, entsprechen.

Kunstspeisefett sind diejenigen dem Schweineschmalz ähnlichen Zubereitungen, deren Fettgehalt nicht oder nicht ausschließlich aus Schweinefett besteht.

Nicht unter den Begriff Kunstspeisefett fallen die Fette bestimmter Tier- oder Pflanzenarten, die unverfälscht und unvermischt und ihrem Ursprung entsprechend bezeichnet sind.

Kunstspeisefett muß den Bestimmungen des Gesetzes vom 15. Juni 1897, betreffend den Verkehr mit Butter, Käse, Schmalz und deren Ersatzmitteln, sowie der Bekanntmachung vom 4. Juli 1897, betreffend Bestimmungen zur Ausführung des genannten Gesetzes, entsprechen.

II. Verbote zum Schutze der Gesundheit.

Für Genußzwecke dürfen — auch in Mischungen oder Zubereitungen — nicht in den Verkehr gebracht werden:

1. Butter, auch Ziegen- und Schafbutter, zu deren Herstellung verwendet worden ist:

   Milch von Tieren, die mit Rinderpest, Milzbrand, Rauschbrand, Wild- und Rinderseuche, Tollwut oder Blutvergiftung behaftet sind oder die an Eutertuberkulose leiden oder bei denen das Vorhandensein von Eutertuberkulose als in hohem Grade wahrscheinlich anzusehen ist, oder

   rohe Milch von Tieren, bei denen einfacher Verdacht der Eutertuberkulose besteht oder das Vorhandensein äußerlich erkennbarer Tuberkulose, sofern sie sich in der Lunge in vorgeschrittenem Zustande befindet oder Gebärmutter oder Darm ergriffen hat, festgestellt oder in hohem Grade wahrscheinlich ist;
2. Margarine, zu deren Herstellung Milch der in Nr. 1 bezeichneten Art verwendet worden ist;
3. Fett, zu dessen Herstellung Teile von gefallenen Tieren oder bei der Fleischbeschau als untauglich beanstandete Teile geschlachteter Tiere verwendet worden sind;
4. Fett, zu dessen Herstellung bei der Fleischbeschau als bedingt tauglich beanstandete tierische Teile verwendet worden

sind, es sei denn, daß diese nach Maßgabe der Vorschriften des Fleischbeschaugesetzes zum Genusse für Menschen brauchbar gemacht worden sind;

5. solche Arten von Fetten und Ölen, deren Unschädlichkeit für den Menschen nicht feststeht;
6. Fette oder Öle, denen die nachbezeichneten Stoffe zugesetzt worden sind:

   Ameisensäure, Benzoesäure[1]), Borsäure, Fluorwasserstoffsäure, Salicylsäure, schweflige Säure, Salze oder Verbindungen dieser Säuren, unterschwefligsaure Salze (Thiosulfate), Formaldehyd oder solche Stoffe, die bei ihrer Verwendung Formaldehyd abgeben.

III. Grundsätze für die Beurteilung.

Als verdorben anzusehen sind:

Speisefette und Speiseöle, die durch Kleinlebewesen oder auf andere Weise so tiefgreifend verändert oder sonst so stark verunreinigt sind, daß sie für den bestimmungsgemäßen Gebrauch nicht geeignet sind,

insbesondere

Butter, Butterschmalz und Margarine, die in dem angegebenen Grade ranzig, sauer-ranzig, faulig, sauer-faulig, talgig, ölig, dumpfig (mulstrig, grabelnd), schimmelig, kratzend, bitter oder sonst ekelerregend riechen oder schmecken;

sonstige Speisefette und Speiseöle, die in dem angegebenen Grade ranzig, sauer-ranzig, faulig, sauer-faulig, dumpfig, schimmelig, kratzend, bitter oder sonst ekelerregend riechen oder schmecken.

Als verfälscht, nachgemacht oder irreführend bezeichnet sind anzusehen:

1. Speisefette und Speiseöle, die den Begriffsbestimmungen nicht entsprechen;

---

[1]) *Die Frage der Zulassung begrenzter Mengen von Benzoesäure oder deren Salzen zur Konservierung von Margarine und Dauerbutter unter Deklaration unterliegt noch der Nachprüfung.*

2. Ziegenbutter, Schafbutter und ähnliche Erzeugnisse aus der Milch anderer Säugetiere, auch in Mischung mit Butter, sofern sie nicht ihrer Herkunft entsprechend bezeichnet sind;
3. aus Butter oder Margarine, die für den menschlichen Genuß untauglich geworden sind, durch Abschmelzen, Reinigen, Kirnen usw. erhaltene Erzeugnisse sowie Gemische derartiger Erzeugnisse mit Butter oder Margarine;
4. Butter, die weniger als 80% Fett enthält;
5. Butter, die in ungesalzenem Zustande mehr als 18%, in gesalzenem Zustande mehr als 16% Wasser enthält; desgleichen Butter, der zum Zwecke der Gewichtsvermehrung Wasser, Rahm, Milch, Magermilch oder Quark zugesetzt ist, auch dann, wenn der Gesamtwassergehalt die zulässige Höchstgrenze nicht übersteigt;
6. Butterschmalz, das mehr als 0,5% Wasser enthält;
7. Dauerbutter, die mehr als 5%, sonstige Butter und Butterschmalz, die mehr als 3% Kochsalz enthalten;
8. Butter oder Butterschmalz, die andere Konservierungsmittel als Kochsalz [1]) oder sonstige fremde Stoffe enthalten, unbeschadet der Färbung mit kleinen Mengen unschädlicher Farbstoffe;
9. künstlich gefärbte Butter, sofern sie als Grasbutter bezeichnet ist;
10. der Butter oder dem Butterschmalz ähnliche Zubereitungen aus anderen Fetten, sofern sie nicht als Margarine bezeichnet sind;
11. Butter oder Butterschmalz, die mit Margarine oder anderen Fetten oder Ölen versetzt sind;
12. butterähnliche Margarine, die weniger als 80% Fett oder in ungesalzenem Zustande mehr als 18%, in gesalzenem Zustande mehr als 16% Wasser enthält; butterschmalzähnliche Margarine (Schmelzmargarine), die mehr als 0,5% Wasser enthält;
13. Dauermargarine, die mehr als 5%, sonstige Margarine, die mehr als 3% Kochsalz enthält;
14. Margarine, die andere Konservierungsmittel als Kochsalz [1]) oder Zusätze von Mineralstoffen oder unverseifbaren Stoffen enthält, unbeschadet der Färbung mit kleinen Mengen unschädlicher Farbstoffe;

---

[1]) *Vgl. Anmerkung 1 auf S. 9.*

15. Margarine, die unter Verwendung widerlich schmeckender oder riechender oder für den menschlichen Genuß untauglicher Fette oder Öle oder derartiger Zusatzstoffe hergestellt ist;
16. Schweineschmalz und sonstige tierische Speisefette (außer Butter und Butterschmalz), die mehr als 0,3 % Wasser enthalten [1];
17. Schweineschmalz und sonstige tierische Speisefette (außer Butter und Butterschmalz), die künstlich gefärbt oder mit Konservierungsmitteln versetzt sind oder andere fremde Stoffe enthalten;
18. Schweineschmalz und sonstige tierische Speisefette, zu deren Herstellung bei der Fleischbeschau als bedingt tauglich beanstandete und zum Genusse für Menschen brauchbar gemachte Tierteile verwendet worden sind, sofern sie nicht in einer diese Beschaffenheit erkennbar machenden Weise bezeichnet sind;
19. dem Schweineschmalz ähnliche Zubereitungen aus anderen Fetten oder Ölen, sofern sie nicht als Kunstspeisefett bezeichnet sind, mit Ausnahme von Fetten bestimmter Tier- oder Pflanzenarten, die unverfälscht und unvermischt und ihrem Ursprung entsprechend bezeichnet sind;
20. dem Schweineschmalz ähnliche Gemische von Schweineschmalz mit anderen Fetten oder Ölen, sofern sie nicht als Kunstspeisefett bezeichnet sind;
21. Rindertalg, Hammeltalg, Gänseschmalz, deren Fettgehalt nicht ausschließlich Rindern, Schafen, Gänsen entstammt;
22. Kunstspeisefett, das mehr als 0,3 % Wasser [1]) oder Zusätze von Konservierungsmitteln, Mineralstoffen oder unverseifbaren Stoffen enthält;
23. Kunstspeisefett, das unter Verwendung widerlich schmeckender oder riechender oder für den menschlichen Genuß untauglicher Fette oder Öle oder derartiger Zusatzstoffe hergestellt ist;
24. pflanzliche Speiseöle, die künstlich gefärbt oder mit Konservierungsmitteln versetzt sind oder tierische Fette oder Öle oder andere fremde Stoffe enthalten;
25. Speiseöle, deren Bezeichnung auf eine bestimmte Pflanzenart hinweist, sofern sie nicht ausschließlich das Öl dieser Pflanzenart enthalten; die Mischung verschiedener Speiseöle ist nicht

[1]) *Die Frage der Erhöhung des zulässigen Wassergehaltes von 0,3 auf 0,5 % unterliegt noch der Prüfung.*

als Verfälschung anzusehen, sofern das Gemisch ohne Hinweis auf eine bestimmte Pflanzenart als Speiseöl, Tafelöl, Salatöl od. dgl. bezeichnet ist;

26. Kokosfett, Palmkernfett und sonstige pflanzliche Speisefette, die mehr als 0,3 % Wasser[1]) oder Zusätze von Konservierungsmitteln oder andere fremde Stoffe enthalten.

Als gesetzwidrig hergestellt ist anzusehen:

1. Margarine, zu deren Herstellung Butter oder Butterschmalz oder mehr als 100 Gewichtsteile Milch oder eine dementsprechende Menge Rahm auf 100 Gewichtsteile der nicht der Milch entstammenden Fette verwendet worden sind;
2. Margarine, die in 100 Gewichtsteilen der angewandten Fette und Öle nicht mindestens 10 Gewichtsteile Sesamöl von der vorgeschriebenen Beschaffenheit enthält.

IV. Vorschriften für die Untersuchung.

A. Vorschriften für die Probenentnahme.

Für die chemische Untersuchung sind von Fetten und von Ölen mindestens 250 g zu entnehmen. Die Probe muß bei festen Fetten so entnommen werden, daß sie Fett von verschiedenen Stellen des Vorrats enthält, und zwar von der Oberfläche, vom Boden und aus der Mitte. Zur Entnahme von festen Fetten aus größeren Packstücken eignet sich ein Stechbohrer aus Stahl. Bei nur zum Teil festen Fetten ist vor der Probenentnahme die ganze Masse gründlich durchzumischen.

Zur Aufbewahrung oder Versendung sind die Proben in gut verschlossene und sorgfältig gereinigte Gefäße aus Porzellan, glasiertem Ton, Steingut (Salbentöpfe der Apotheker) oder aus dunkelgefärbtem Glas zu füllen, die sofort möglichst luft- und lichtdicht zu verschließen sind. Papierumhüllungen sind zu vermeiden.

Insbesondere für die Beurteilung eines Fettes auf Grund des Säuregrades ist jede Verzögerung der Untersuchung, ungeeignete Aufbewahrung sowie Unreinlichkeit von Belang.

---

[1]) *Vgl. Anmerkung 1 auf S.* 11.

B. Gesichtspunkte für die Untersuchung.

1. Butter und Butterschmalz.

a. Normale Beschaffenheit.

Butter ist bei mittlerer Zimmertemperatur eine gleichmäßige, halbweiche, formbare, streichbare, undurchsichtige Masse von nahezu weißer, gelblichweißer bis gelber Farbe und eigenartigem Geruch und Geschmack. Geruch und Geschmack der Butter hängen wesentlich von denen der Milch ab, ferner davon, ob die Butter aus süßem oder saurem Rahm hergestellt, ob sie gesalzen oder ungesalzen ist. Winterbutter ist im allgemeinen nahezu weiß, Sommer- (Gras-) Butter meistens gelb.

Der Hauptbestandteil der Butter ist das der Kuhmilch entstammende Fett, das neben Glyceriden der höheren Fettsäuren (Laurin-, Myristin-, Palmitin-, Öl- und Stearinsäure) auch eine erhebliche Menge von Glyceriden flüchtiger Fettsäuren (Buttersäure, Capron-, Capryl-, Caprinsäure usw.) enthält. Außer dem Butterfett sind in der Butter als natürliche Bestandteile hauptsächlich vorhanden: Wasser, Casein, Milchzucker, Salze.

Als mittlere Zusammensetzung ungesalzener Butter kann man etwa folgende angeben:

Fett	Wasser	Casein	Milchzucker	Salze
84,5%	14%	0,8%	0,5%	0,2%.

Jedoch unterliegt die chemische Zusammensetzung der Butter je nach der Bereitung, besonders je nach dem Grade des Knetens und Waschens großen Schwankungen, zumal im Fett- und Wassergehalt. Es bewegt sich der Fettgehalt im allgemeinen zwischen 82 und 90%, der Wassergehalt zwischen 8 und 16%. Von großem Einfluß auf die Zusammensetzung der Butter ist ferner das Laktationsstadium der Kühe sowie die Art und die Beschaffenheit des Futters, der Übergang vom Weidegang zur Stallfütterung. Butter von Kühen, die Grasfutter erhalten, ist meist reich an Glyceriden flüchtiger Fettsäuren.

Gesalzene Butter enthält meist bis zu 2% Kochsalz, das gleichmäßig verteilt sein soll; Dauerbutter, die ein längeres Lagern ohne Änderung ihres reinen Geschmacks aushalten soll, enthält häufig mehr Kochsalz. Ein höherer Kochsalzgehalt als etwa 5% beeinträchtigt jedoch die Haltbarkeit der Dauerbutter und verschlechtert deren Geschmack.

Die Färbung der Butter mit unschädlichen gelben Farbstoffen ist vielfach gebräuchlich.

Normales Butterfett zeigt im allgemeinen folgende analytischen Konstanten:

Schmelzpunkt nach Polenske: 30—41°
Erstarrungspunkt nach Polenske: 19—26°
Differenzzahl nach Polenske: 12,5—15,9
Brechungsindex bei 40°: 1,4520—1,4566, entsprechend den Skalenteilen 39,4—46,0 des Butterrefraktometers
Jodzahl: 26—46
Verseifungszahl: 219—233
Reichert-Meißl-Zahl: 24[1])—34
Polenske-Zahl: 1,5—3,5
Hehner-Zahl: 87,5
Schmelzpunkt der wasserunlöslichen Fettsäuren: 38—45°
Erstarrungspunkt der wasserunlöslichen Fettsäuren: 33—38°.

Butterschmalz ist eine undurchsichtige, körnige Masse von gelblichweißer bis gelber Farbe und von eigenartigem Geruch und Geschmack.

Butterschmalz enthält im ungesalzenen Zustande in der Regel nicht mehr als 0,5% nicht fetter Bestandteile (Wasser, Casein, Milchzucker, Salze).

b. Vorkommende Abweichungen, Veränderungen, Verfälschungen und Nachmachungen.

Die Butter unterliegt beim längeren Aufbewahren einer allmählichen Veränderung (Ranzigwerden), die sich schon durch Geruch und Geschmack kennzeichnet. Durch fehlerhafte Darstellung und Aufbewahrung wird diese Veränderung beschleunigt. Mangelhaftes Auskneten, d. h. ungenügende Entfernung der Buttermilch läßt die Butter rascher in Zersetzung übergehen, die sich insbesondere in der Zunahme des Gehaltes an freien Fettsäuren äußert. Ferner bewirkt die Aufbewahrung in unreinen Gefäßen sowie Zutritt von Luft und Licht das schnelle Ranzigwerden und das sogenannte Talgigwerden der Butter. Durch die Tätigkeit niederer Organismen entstehen Fehler im Geschmack, Geruch und Aussehen der Butter (verschimmelte, fleckige, streifige, rote, bittere, saure Butter usw.). Die selbsttätige Veränderung der Butter wird durch den Zusatz von Kochsalz verzögert.

Als Verfälschungen der Butter kommen hauptsächlich vor:

1. absichtliche Erhöhung des Wassergehaltes oder Belassung von zuviel Buttermilch in der Butter;

---

[1]) Ausnahmsweise auch niedriger.

2. Zusätze von anderen Fetten tierischen oder pflanzlichen Ursprungs;
3. Zusätze von anderen Konservierungsmitteln als Kochsalz;
4. Zusätze von fremden Stoffen.

Als Nachmachungen von Butter kommen insbesondere in Betracht: butterähnliche Fettmischungen oder mechanisch bearbeitete butterähnliche Pflanzenfette, ferner die aus verdorbener Butter durch Abschmelzen, Reinigen, Kirnen usw. erhaltene »Prozeßbutter« oder »renovierte Butter«.

Da das Butterschmalz von den eine selbsttätige Veränderung hauptsächlich bedingenden Milchbestandteilen, wie Casein und Wasser, möglichst befreit ist, so unterliegt es weniger rasch einer Zersetzung als Butter.

Zur Verfälschung und Nachmachung von Butterschmalz kommen fast ausschließlich fremde Fette in Betracht.

c. Erforderliche Prüfungen und Bestimmungen.

Bei der Untersuchung von Butter und Butterschmalz sind im allgemeinen, sofern es sich nicht um die Beantwortung bestimmter Einzelfragen handelt, folgende Prüfungen und Bestimmungen auszuführen:

1. Prüfung auf Verdorbenheit (Sinnenprüfung, Säuregrad);
2. Bestimmung von Wasser, Fett, Casein, Milchzucker und Salzen zur Prüfung auf zu hohen Gehalt an Wasser oder Kochsalz, zu geringen an Milchfett, sowie auf fremde Zusätze (Mineralstoffe, Mehl usw.);
3. Prüfung auf Konservierungsmittel;
4. Prüfung auf fremde Farbstoffe;
5. Prüfung auf fremde Fette; hierfür dienen insbesondere folgende, an dem abgeschiedenen Butterfett vorzunehmende Untersuchungen, deren Auswahl in jedem einzelnen Falle dem Ermessen des Chemikers anheimgestellt werden muß:
   - die Farbenreaktionen nach Baudouin, Soltsien und Halphen,
   - Brechungsvermögen,
   - Schmelzpunkt und Erstarrungspunkt,
   - Reichert-Meißl-Zahl,
   - Verseifungszahl,
   - Jodzahl,
   - Polenske-Zahl,
   - Prüfung auf Phytosterin.

2. Margarine.

a. Normale Beschaffenheit.

Für die Bereitung von Margarine finden die verschiedensten tierischen und pflanzlichen Fette und Öle Verwendung, und zwar hauptsächlich Rindertalg, Hammeltalg, Oleomargarin, Schweineschmalz, Baumwollsamenöl, Baumwollsamenstearin, Sesamöl, Erdnußöl, Rüböl, Palmkernfett, Kokosfett u. a. 100 Gewichtsteile der Fettmischung müssen mindestens 10 Gewichtsteile Sesamöl enthalten. Die Fettmischung wird meist mit Milch gekirnt und vielfach mit Kochsalz, Eigelb, Zucker u. dgl. versetzt.

Margarine ist in ihren äußeren Eigenschaften (Farbe, Konsistenz) entweder der Butter oder dem Butterschmalz ähnlich.

Der Gehalt der Margarine an Wasser, Fett, Salzen usw. entspricht im allgemeinen entweder dem der Butter oder dem des Butterschmalzes. Dagegen unterscheidet sich das Fett der Margarine von dem Butterfett unter anderem wesentlich durch den viel geringeren Gehalt an den Glyceriden wasserlöslicher flüchtiger Fettsäuren (Reichert-Meißl-Zahl).

b. Vorkommende Veränderungen und Verfälschungen.

Die Veränderungen, welche die Margarine durch mangelhafte Zubereitung, Aufbewahrung u. dgl. erleiden kann, sind denen der Butter und des Butterschmalzes ähnlich.

Als Verfälschungen der Margarine kommen hauptsächlich in Betracht:

1. absichtliche Erhöhung des Wassergehaltes der fertigen Margarine;
2. Verwendung widerlich schmeckender oder riechender oder für den menschlichen Genuß untauglicher Fette oder Öle;
3. Zusatz von anderen Konservierungsmitteln als Kochsalz;
4. Zusatz von fremden Stoffen, z. B. Talk (Magnesiumsilicat), unverseifbaren Stoffen, wie Paraffin, Ceresin usw.

c. Erforderliche Prüfungen und Bestimmungen.

Bei der Untersuchung von Margarine sind im allgemeinen, sofern es sich nicht um die Beantwortung bestimmter Einzelfragen handelt, folgende Prüfungen und Bestimmungen auszuführen:

1. Prüfung auf Verdorbenheit (Sinnenprüfung, Säuregrad);
2. Prüfung auf den vorgeschriebenen Sesamölgehalt;

3. Prüfung auf zu hohen Gehalt an Wasser oder Kochsalz;
4. Prüfung auf einen die gesetzlich zulässige Menge überschreitenden Gehalt an Milchfett;
5. Prüfung auf Konservierungsmittel;
6. Prüfung auf sonstige fremde Zusätze;
7. Bestimmung der unverseifbaren Stoffe.

3. Schweineschmalz und sonstige tierische Speisefette.

a. Normale Beschaffenheit.

Schweineschmalz ist weiß, weich, streichbar, gleichmäßig und riecht schwach, eigenartig.

Schweineschmalz besteht vorzugsweise aus den Glyceriden von Palmitin-, Stearin- und Oleinsäure; es enthält nur Spuren von Wasser. Seine Zusammensetzung wechselt je nach den Körperteilen, denen das Fett entnommen wurde, nach der Fütterung, dem Klima usw.

Reines Schweineschmalz zeigt im allgemeinen folgende analytischen Konstanten:

Schmelzpunkt nach Polenske: 41—51°
Erstarrungspunkt nach Polenske: 22—31°
Differenzzahl nach Polenske: 19—21
Brechungsindex bei 40°: 1,4583—1,4607, entsprechend den Skalenteilen 48,5 bis 52 des Butterrefraktometers
Jodzahl: 46—77
Verseifungszahl: 193—198
Reichert-Meißl-Zahl: 0,3—0,9
Schmelzpunkt der Fettsäuren: 35—47°
Erstarrungspunkt der Fettsäuren: 34—42°
Jodzahl der ungesättigten flüssigen Fettsäuren: 89—116.

Schmalzöl ist ein farbloses, klares, dickflüssiges Öl. Schmalzstearin ist eine im wesentlichen aus Glyceriden von Palmitinsäure und Stearinsäure bestehende feste Masse. Die Zusammensetzung des Schmalzöles und Schmalzstearins wechselt und hängt von der Temperatur ab, bei welcher das Öl abgepreßt wurde.

Als Nahrungsmittel werden Schmalzöl und Schmalzstearin nicht für sich, sondern nur als Zusatz zu anderen Fetten, insbesondere für Kunstspeisefett, Schmalzstearin auch als Zusatz zu weichen Schmalzsorten, verwandt.

Rindertalg ist fast weiß, grauweiß, schwach gelblich, bei bestimmter Fütterung (Weidemast) auch stark gelb von schwachem, eigenartigem Geruch und Geschmack und fester Konsistenz; das Sackfett ist das weichste, das Eingeweidefett das härteste Fett.

Rindertalg besteht hauptsächlich aus den Glyceriden von Palmitin-, Stearin- und Oleinsäure; er enthält nur Spuren von Wasser. Seine Zusammensetzung wechselt je nach den Körperteilen, von denen das Fett stammt.

Reiner Rindertalg zeigt im allgemeinen folgende analytischen Konstanten:

Schmelzpunkt nach Polenske: 43—51°
Erstarrungspunkt nach Polenske: 30—38°
Differenzzahl nach Polenske: 13—15
Brechungsindex bei 40°: 1,4566—1,4583, entsprechend den Skalenteilen 46—48,5 des Butterrefraktometers
Jodzahl: 32—46
Verseifungszahl: 193—198
Reichert-Meißl-Zahl: 0,1—0,6
Schmelzpunkt der Fettsäuren: 41—47°
Erstarrungspunkt der Fettsäuren: 39—47°
Jodzahl der ungesättigten flüssigen Fettsäuren: 89—92,4.

Oleomargarin ist ein lichtgelbes, mehr oder weniger körniges, geruchloses Fett von mildem Geschmack, das auf der Zunge sofort schmilzt.

Seine Zusammensetzung hängt wesentlich von der Pressungstemperatur ab; je niedriger diese ist, desto niedriger sind Schmelz- und Erstarrungspunkt und desto höher ist die Jodzahl.

Im allgemeinen werden bei Oleomargarin folgende analytische Konstanten beobachtet:

Spezifisches Gewicht bei 100°: 0,859—0,862
Schmelzpunkt nach Polenske: 28—40°
Erstarrungspunkt nach Polenske: 17—27°
Brechungsindex bei 40°: 1,4577—1,4590, entsprechend den Skalenteilen 47,5—49,5 des Butterrefraktometers
Jodzahl: 42—53
Verseifungszahl: 193—198
Reichert-Meißl-Zahl: 0,1—0,7
Schmelzpunkt der Fettsäuren: 42—45°
Erstarrungspunkt der Fettsäuren: 40—43°.

Oleomargarin findet entweder unmittelbar zu Speisezwecken Verwendung oder wird zu Margarine und Kunstspeisefett verarbeitet.

P r e ß t a l g besteht hauptsächlich aus Glyceriden von Stearinsäure und Palmitinsäure neben wenig Ölsäure; er zeigt in der Regel einen Erstarrungspunkt über 50°.

Preßtalg dient zur Herstellung von Margarine und Kunstspeisefett.

H a m m e l t a l g ist dem Rindertalg ähnlich; er ist brüchig, weiß und in frischem Zustande fast geruchlos.

Im allgemeinen werden bei Hammeltalg folgende analytische Konstanten beobachtet:

Schmelzpunkt nach Polenske: 48—52°
Erstarrungspunkt nach Polenske: 34—38°
Differenzzahl nach Polenske: 13—15
Brechungsindex bei 40°: 1,4566—1,4583, entsprechend den Skalenteilen 46—48,5 des Butterrefraktometers
Jodzahl: 35—46
Verseifungszahl: 192—198
Reichert-Meißl-Zahl: 0,1—1,2
Schmelzpunkt der Fettsäuren: 41—57°
Erstarrungspunkt der Fettsäuren: 39—52°
Jodzahl der ungesättigten flüssigen Fettsäuren: 92,7.

G ä n s e s c h m a l z ist durchscheinend, weiß bis blaßgelb, weich, etwas körnig, von eigenartigem Geruch und Geschmack.

Im allgemeinen werden bei Gänseschmalz folgende analytische Konstanten beobachtet:

Spezifisches Gewicht bei 15°: 0,909—0,930
Schmelzpunkt nach Polenske: 32—38°
Erstarrungspunkt nach Polenske: 17—22°
Differenzzahl nach Polenske: 14—16
Brechungsindex bei 40°: 1,4593—1,4620, entsprechend den Skalenteilen 50—54 des Butterrefraktometers
Jodzahl: 59—81
Verseifungszahl: 184—198
Reichert-Meißl-Zahl: 0,2—1,0
Schmelzpunkt der Fettsäuren: 35—41°
Erstarrungspunkt der Fettsäuren: 31—40°.

b. Vorkommende Abweichungen, Veränderungen, Verfälschungen und Nachmachungen.

S c h w e i n e s c h m a l z kann infolge ungewöhnlicher Fütterung (Fische, Spülicht) oder medikamentöser Behandlung, auch infolge bestimmter Krankheiten der Schweine einen ungewöhnlichen Geruch und Geschmack annehmen. Auch kann das Fett von Ebern einen widerlichen (urinösen) Geruch und Geschmack haben.

Reines Schweineschmalz ist sehr haltbar; Fett mit Gewebeteilen oder größeren Mengen Wasser verdirbt leichter. Die Einwirkung von Licht und Luft beschleunigt die Zersetzung.

Für die Verfälschung und Nachmachung von Schweineschmalz kommen hauptsächlich in Betracht:

1. Zusatz von anderen tierischen Fetten, insbesondere Talg (Preßtalg, Rindertalg oder Hammeltalg), zur Erhöhung der Konsistenz;
2. Zusatz von Pflanzenfetten oder -ölen, vornehmlich Baumwollsamenöl und -stearin, ferner Kokosfett, Palmkernfett, Erdnußöl, Sesamöl usw.;
3. gleichzeitiger Zusatz von Talg und Pflanzenfetten oder -ölen;
4. Zusatz von Wasser oder die Belassung von mehr als 0,3%[1]) Wasser im Schweineschmalz;
5. Zusatz von Konservierungsmitteln oder Farbstoffen;
6. Zusatz von anderen fremden Stoffen, z. B. von Stärkemehl oder Mineralstoffen; Behandlung mit Alkali oder Erdalkalihydroxyden oder -carbonaten.

R i n d e r t a l g kann infolge medikamentöser Behandlung oder bestimmter Krankheiten der Rinder einen ungewöhnlichen Geruch und Geschmack annehmen.

Als Verfälschungen des Rindertalges (und des Oleomargarins) kommen hauptsächlich vor:

1. Zusatz von Pflanzenfetten, z. B. Baumwollsamenöl oder -stearin, Erdnußöl, Kokosfett;
2. Zusatz von anderen tierischen Fetten, von Talg kranker oder gefallener Tiere oder von Erzeugnissen, die aus vergälltem Talg hergerichtet sind;
3. Zusatz anderer fremder Stoffe, wie Konservierungsmittel, Farbstoffe, Paraffin; Behandlung mit Alkali- oder Erdalkalihydroxyden oder -carbonaten.

H a m m e l t a l g nimmt beim Aufbewahren schon nach kurzer Zeit den eigenartigen Hammelgeruch an. Er wird leicht ranzig.

Hammeltalg wird vielfach mit Rindertalg vermischt.

G ä n s e s c h m a l z wird oft mit Schweineschmalz verfälscht.

---

[1]) *Vgl. Anmerkung 1 auf S.* 11.

c. Erforderliche Prüfungen und Bestimmungen.

Bei der Untersuchung von Schweineschmalz und sonstigen tierischen Fetten sind im allgemeinen, sofern es sich nicht um die Beantwortung bestimmter Einzelfragen handelt, folgende Prüfungen und Bestimmungen auszuführen:

1. Prüfung auf Verdorbenheit (Sinnenprüfung, Säuregrad);
2. Prüfung auf zu hohen Wassergehalt;
3. Prüfung auf Konservierungsmittel;
4. Prüfung auf sonstige fremde Zusätze;
5. Prüfung auf fremde tierische oder pflanzliche Fette; hierfür dienen insbesondere folgende Untersuchungen, deren Auswahl in jedem einzelnen Falle dem Ermessen des Chemikers anheimgestellt werden muß:
   - Farbenreaktionen auf Pflanzenöle,
   - Schmelzpunkt und Erstarrungspunkt, Differenzzahl nach Polenske,
   - Brechungsvermögen,
   - Jodzahl,
   - Verseifungszahl,
   - Prüfung auf Phytosterin;
6. Bestimmung der unverseifbaren Stoffe.

4. Kunstspeisefett.

a. Normale Beschaffenheit.

Bei der Herstellung von Kunstspeisefett werden hauptsächlich folgende Fette und Öle verwendet: Schweineschmalz, Rindertalg, Preßtalg, Baumwollsamenöl oder -stearin, Erdnußöl, Sesamöl, Kokosfett, Palmkernfett u. a.

Die Zusammensetzung von Kunstspeisefett ist demnach eine sehr wechselnde.

Kunstspeisefett ist in der Regel fast weiß und hat eine dem Schweineschmalz ähnliche Konsistenz; in Geruch und Geschmack zeigt es mit Schweineschmalz nur dann eine gewisse Ähnlichkeit, wenn solches reichlich darin enthalten ist.

b. Vorkommende Verfälschungen.

Für die Verfälschung von Kunstspeisefett kommen hauptsächlich Wasser, Salze, unverseifbare Stoffe, Konservierungsmittel in Betracht.

c. Erforderliche Prüfungen und Bestimmungen.

Bei der Untersuchung von Kunstspeisefett sind im allgemeinen, sofern es sich nicht um die Beantwortung bestimmter Einzelfragen handelt, folgende Prüfungen und Bestimmungen auszuführen:

1. Prüfung der äußeren Eigenschaften zur Feststellung der Ähnlichkeit mit Schweineschmalz oder Butter oder Butterschmalz;
2. Prüfung auf Verdorbenheit (Sinnenprüfung, Säuregrad);
3. Prüfung auf zu hohen Wassergehalt;
4. Prüfung auf Konservierungsmittel;
5. Prüfung auf sonstige fremde Zusätze;
6. Bestimmung der unverseifbaren Stoffe.

5. Pflanzliche Speiseöle und Speisefette.

a. Normale Beschaffenheit.

Olivenöl ist bei gewöhnlicher Temperatur durchsichtig und klar, schwach strohgelb bis goldgelb, mitunter auch grünlichgelb. Der Geschmack reinen Olivenöls ist milde, er wechselt jedoch mit der Herkunft, der Bereitungsweise und dem Alter des Olivenöls. Der Geruch ist bei den feineren Sorten milde, bei den geringeren erinnert er an Oliven.

Olivenöl gehört zu den nichttrocknenden Ölen. Es besteht hauptsächlich aus Glyceriden von Ölsäure und Palmitinsäure neben geringen Mengen solcher von Stearinsäure, Arachinsäure und Linolsäure und enthält 0,5 bis 1,5 % unverseifbare Stoffe.

Die analytischen Konstanten des Olivenöls unterliegen je nach Sorte und Herkunft großen Schwankungen; im allgemeinen werden folgende Werte beobachtet:

Spezifisches Gewicht bei 15°: 0,914—0,920
Brechungsindex bei 25°: 1,4654—1,4683, entsprechend den Skalenteilen 59,3—63,6 des Butterrefraktometers
Jodzahl: 79,5—88
Verseifungszahl: 187—196
Reichert-Meißl-Zahl: 0,3—1,5
Schmelzpunkt der Fettsäuren: 24—27°
Erstarrungspunkt der Fettsäuren: 21—25°
Jodzahl der ungesättigten flüssigen Fettsäuren: 93—104.

Erdnußöl ist fast farblos, von kaum wahrnehmbarem Geruch und Geschmack. Es gehört zu den nichttrocknenden Ölen. Es besteht hauptsächlich aus Glyceriden von Ölsäure, Linolsäure, Arachinsäure, Lignocerinsäure, Stearinsäure und enthält 0,5 bis 1% unverseifbare Stoffe.

Im allgemeinen werden folgende analytische Konstanten beobachtet:

Spezifisches Gewicht bei 15°: 0,916—0,921
Brechungsindex bei 25°: 1,4676—1,4707, entsprechend den Skalenteilen 62,6—67,5 des Butterrefraktometers
Jodzahl: meist 86—99
Verseifungszahl: 189—197
Reichert-Meißl-Zahl: 0,5—1,6
Schmelzpunkt der Fettsäuren: 27—35,3°
Erstarrungspunkt der Fettsäuren: 22—32°
Jodzahl der ungesättigten flüssigen Fettsäuren: 111—123.

Sesamöl ist hellgelb, geruchlos und von mildem Geschmack. Es gehört zu den halbtrocknenden Ölen. Es besteht aus Glyceriden von Ölsäure, Stearinsäure, Palmitinsäure und Linolsäure und enthält etwa 0,9 bis 1,3% unverseifbare Stoffe, darunter Sesamin.

Sesamöl ist optisch aktiv. Es gibt mit Furfurol und Salzsäure (Baudouinsche Reaktion) sowie mit Zinnchlorür und Salzsäure (Soltsiensche Reaktion) charakteristische Färbungen.

Im allgemeinen werden folgende analytische Konstanten beobachtet:

Spezifisches Gewicht bei 15°: 0,921—0,924
Brechungsindex bei 25°: 1,4699—1,4718, entsprechend den Skalenteilen 66,2—69,2 des Butterrefraktometers
Drehung der Ebene des polarisierten Lichtes im 200-mm-Rohr bei 15°: + 0,8° bis + 1,6°
Jodzahl: 103—112 (auch bis zu 116)
Verseifungszahl: 187—193
Reichert-Meißl-Zahl: 0,2—0,5
Schmelzpunkt der Fettsäuren: 24—30°
Erstarrungspunkt der Fettsäuren: 20—24°
Jodzahl der ungesättigten flüssigen Fettsäuren: 126—136.

Mohnöl ist hellgelb, fast geruchlos und von mildem Geschmack. Es gehört zu den trocknenden Ölen. Es enthält vorwiegend Glyceride von Linolsäure und Ölsäure neben solchen von Linolensäure, Palmitinsäure und Stearinsäure und etwa 0,5% unverseifbare Stoffe.

Im allgemeinen werden folgende analytische Konstanten beobachtet:

Spezifisches Gewicht bei 15°: 0,924—0,927
Brechungsindex bei 25°: 1,4729—1,4751, entsprechend den Skalenteilen 71,0—74,5 des Butterrefraktometers
Jodzahl: 134—143 (auch bis zu 158)
Verseifungszahl: 189—198
Schmelzpunkt der Fettsäuren: 20—21°
Erstarrungspunkt der Fettsäuren: 15,4—16,5°
Jodzahl der ungesättigten flüssigen Fettsäuren: etwa 150.

Baumwollsamenöl ist hellgelb, von eigenartigem Geruch und Geschmack. Es gehört zu den halbtrocknenden Ölen. Es besteht hauptsächlich aus Glyceriden von Palmitinsäure, Ölsäure und Linolsäure und enthält 0,7 bis 1,7 % unverseifbare Stoffe.

Baumwollsamenöl gibt mit Amylalkohol und einer Lösung von Schwefel in Schwefelkohlenstoff eine charakteristische Färbung (Halphensche Reaktion).

Für die analytischen Konstanten des Baumwollsamenöls, das sich von allen anderen Ölen durch den hohen Schmelz- und Erstarrungspunkt seiner Fettsäuren unterscheidet, werden im allgemeinen folgende Werte beobachtet:

Spezifisches Gewicht bei 15°: 0,920—0,930
Brechungsindex bei 25°: 1,4691—1,4719, entsprechend den Skalenteilen 65,0—69,4 des Butterrefraktometers
Jodzahl: 101—117
Verseifungszahl: 191—198
Reichert-Meißl-Zahl: 0,4—0,6
Schmelzpunkt der Fettsäuren: 34—43°
Erstarrungspunkt der Fettsäuren: 32—35°
Jodzahl der ungesättigten flüssigen Fettsäuren: 142—152.

Rüböl ist hellgelb, von herbem Geschmack und eigenartigem Geruch. Es gehört zu den halbtrocknenden Ölen. Es besteht vorwiegend aus Glyceriden von Erucasäure, Ölsäure und Stearinsäure und enthält bis zu 1% unverseifbare Stoffe. Rüböl ist meist optisch aktiv, wenn auch in sehr geringem Grade.

Im allgemeinen werden folgende analytische Konstanten beobachtet:

Spezifisches Gewicht bei 15°: 0,911—0,918
Brechungsindex bei 25°: 1,4710—1,4729, entsprechend den Skalenteilen 68 bis 71 des Butterrefraktometers

Brechungsindex bei 40°: 1,4649—1,4654, entsprechend den Skalenteilen 58,5 bis 59,2 des Butterrefraktometers
Jodzahl: 94—106
Verseifungszahl: 168—179
Reichert-Meißl-Zahl: 0,2—0,7
Schmelzpunkt der Fettsäuren: 16—22°
Erstarrungspunkt der Fettsäuren: 12—19°
Jodzahl der ungesättigten flüssigen Fettsäuren: 121—126.

Leinöl ist klar, gelb, von eigenartigem Geruch. Es gehört zu den trocknenden Ölen. Es besteht hauptsächlich aus Glyceriden von Linolsäure, Linolensäure und Isolinolensäure neben solchen von Ölsäure, Palmitinsäure und Myristinsäure und enthält bis 1,2 % unverseifbare Stoffe.

Im allgemeinen werden folgende analytische Konstanten beobachtet:

Spezifisches Gewicht bei 15°: 0,930—0,940
Brechungsindex bei 25°: 1,4789—1,4826, entsprechend den Skalenteilen 81 bis 87,5 des Butterrefraktometers
Jodzahl: 168—176
Verseifungszahl: 187—195
Schmelzpunkt der Fettsäuren: 13—24°
Erstarrungspunkt der Fettsäuren: 13—21°
Jodzahl der ungesättigten flüssigen Fettsäuren: 190—210.

Kokosfett ist ein weißes, festes Fett; durch mechanische Bearbeitung kann es streichbar gemacht werden. Es ist von schwach nußähnlichem Geruch und fast geschmacklos. Es besteht vorwiegend aus Glyceriden von Capronsäure, Caprylsäure, Caprinsäure, Laurinsäure, Myristinsäure und Ölsäure.

Im allgemeinen werden folgende analytische Konstanten beobachtet:

Schmelzpunkt nach Polenske: 24—27°
Erstarrungspunkt nach Polenske: 19—23°
Brechungsindex bei 40°: 1,4477—1,4497, entsprechend den Skalenteilen 33,5—36,3 des Butterrefraktometers
Jodzahl: 8—10
Verseifungszahl: 254—262
Reichert-Meißl-Zahl: 6—8,5
Polenske-Zahl: 16,8—18,2
Schmelzpunkt der Fettsäuren: 24—27°
Erstarrungspunkt der Fettsäuren: 16—23°.

Palmkernfett ist ein weißes oder gelbliches, festes Fett; durch mechanische Bearbeitung kann es streichbar gemacht werden. Es ist fast geruchlos und geschmacklos. Es besteht vorwiegend aus Glyceriden von Capronsäure, Caprylsäure, Caprinsäure, Laurinsäure, Myristinsäure, Palmitinsäure und Ölsäure.

Im allgemeinen werden folgende analytische Konstanten beobachtet:

Schmelzpunkt nach Polenske: 27—30°
Erstarrungspunkt nach Polenske: 20—23°
Brechungsindex bei 40°: 1,4495—1,4517, entsprechend den Skalenteilen 36—39 des Butterrefraktometers
Jodzahl: 13—17
Verseifungszahl: 242—252
Reichert-Meißl-Zahl: 4—7
Polenske-Zahl: 8,5—11
Schmelzpunkt der Fettsäuren: 26—27°
Erstarrungspunkt der Fettsäuren: 21—23°.

b. Vorkommende Abweichungen, Veränderungen, Verfälschungen und Nachmachungen.

Olivenöl nimmt leicht Gerüche von Stoffen an, mit denen es in Berührung gekommen ist. Gegen Luft und Licht ist es sehr empfindlich, es wird dabei leicht ranzig und entfärbt.

Zur Verfälschung und Nachmachung von Olivenöl dienen hauptsächlich: Sesamöl, Erdnußöl, Baumwollsamenöl, Mohnöl, Rüböl, Leinöl, Schmalzöl, zuweilen auch Mineralöle.

Erdnußöl wird bei längerem Lagern leicht ranzig und nimmt einen bitteren Geschmack an.

Für die Verfälschung und Nachmachung von Erdnußöl kommen hauptsächlich Sesamöl, Mohnöl, Baumwollsamenöl und Rüböl in Betracht.

Sesamöl zeichnet sich durch große Haltbarkeit aus.

Verfälscht wird Sesamöl vielfach durch Zusätze von Erdnußöl, Mohnöl, Baumwollsamenöl, Rüböl.

Mohnöl hat geringe Neigung ranzig zu werden, verdirbt jedoch an der Luft ziemlich leicht; in dünner Schicht der Luft ausgesetzt, verdickt es sich bald.

Dem Mohnöl wird öfters Sesamöl zugesetzt, um minderwertige Sorten aufzubessern.

Zur Verfälschung von Baumwollsamenöl, das zu den billigsten Speiseölen gehört, werden mitunter Leinöl und Maisöl benutzt.

Rüböl wird beim Stehen an der Luft ranzig und dickflüssig unter Sauerstoffaufnahme.

Leinöl nimmt an der Luft leicht Sauerstoff auf; in dünner Schicht der Luft ausgesetzt, trocknet es zu einem Häutchen ein.

Kokosfett und Palmkernfett zeigen untereinander große Ähnlichkeit.

Verfälschungen dieser Fette mit anderen Fetten kommen selten vor; bisweilen ist ein Zusatz von Sesamöl oder von Mineralöl beobachtet worden, der die Streichfähigkeit des Fettes erhöhen soll.

c. Erforderliche Prüfungen und Bestimmungen.

Bei der Untersuchung pflanzlicher Öle und Fette sind im allgemeinen, sofern es sich nicht um die Beantwortung bestimmter Einzelfragen handelt, folgende Prüfungen und Bestimmungen auszuführen:

1. Prüfung auf Verdorbenheit (Sinnenprüfung, Säuregrad);
2. Prüfung auf Konservierungsmittel;
3. Prüfung auf sonstige fremde Zusätze;
4. Prüfung auf fremde Öle und Fette; hierfür dienen insbesondere folgende Untersuchungen, deren Auswahl in jedem einzelnen Falle dem Ermessen des Chemikers anheimgestellt werden muß:
   - spezifisches Gewicht bei 15°,
   - Brechungsvermögen,
   - Jodzahl,
   - Verseifungszahl,
   - verschiedene Farbenreaktionen;

   bei gewissen Ölen und Fetten auch:
   - Schmelzpunkt und Erstarrungspunkt der Fettsäuren,
   - Jodzahl der ungesättigten flüssigen Fettsäuren,
   - Reichert-Meißl-Zahl,
   - Nachweis von Arachinsäure;
5. Bestimmung der unverseifbaren Stoffe.

C. Untersuchungsverfahren.

I. Allgemeine Untersuchungsverfahren.

a. Sinnenprüfung.

Jedes Fett oder Öl ist zunächst äußerlich auf Konsistenz, Farbe, Geruch und Geschmack zu prüfen.

Bei der Konsistenzprüfung eines Fettes ist darauf zu achten, ob es weich, streichbar, körnig, hart, der Butter, dem Butterschmalz oder dem Schweineschmalz ähnlich ist, bei der eines Öles, ob es leichtflüssig, zähflüssig, zähe ist, ferner, ob es in dünner Schicht der Luft ausgesetzt, innerhalb einiger Tage sich verdickt oder ganz eintrocknet.

Bei der Farbenprüfung ist auf ungleichmäßige oder fremdartige Färbung zu achten.

Bei der Geruchsprüfung ist auf ranzigen, sauer-ranzigen, fauligen, sauer-fauligen, talgigen, öligen, dumpfigen (mulstrigen, grabelnden), schimmeligen, fremdartigen, ekelerregenden Geruch zu achten.

Bei der Geschmacksprüfung ist auf ranzigen, kratzenden, bitteren, fremdartigen, ekelerregenden Geschmack zu achten.

Bei solchen Fetten oder Oelen, die zum Kochen, Braten oder Backen bestimmt sind, ist in zweifelhaften Fällen die Geruchs- und Geschmacksprüfung durch einen Koch-, Brat- oder Backversuch zu ergänzen.

b. Mikroskopische Untersuchung.

Soweit Veranlassung dazu vorliegt, sind die Fette und Öle mikroskopisch auf Schimmelpilze, Bakterien oder Hefen zu prüfen. Fette werden hierzu vorher geschmolzen, die zu prüfenden Verunreinigungen durch Abschöpfen oder Filtrieren abgetrennt und gegebenenfalls noch mit Äther gewaschen.

c. Physikalische Untersuchungsverfahren.

Bestimmung des spezifischen Gewichts.

Das spezifische Gewicht von Ölen und flüssigen Fetten bei 15° wird zweckmäßig in einem mit eingeschliffenem durchbohrten Stopfen versehenen Pyknometer bestimmt; bei geringen Abweichungen der Versuchstemperatur von der Normaltemperatur 15° sind für je 1° oberhalb 15° dem gefundenen spezifischen Gewicht 0,0007 hinzuzuzählen, für je 1° unterhalb 15° ebensoviel davon abzuziehen.

Als Einheit dient das Gewicht des gleichen Volumens Wasser bei 4° [1]).

Bestimmung des Schmelzpunktes und Erstarrungspunktes von Fetten.

Für die Bestimmung von Schmelz- und Erstarrungspunkt ist nur klares, wasserfreies Fett zu verwenden. Zu diesem Zweck wird durch 20—25 ccm des klar filtrierten geschmolzenen Fettes bei 102—103° etwa eine halbe Stunde lang ein langsamer Strom von trockenem Kohlendioxyd geleitet.

1. Bestimmung des Schmelzpunktes nach Polenske.

Zur Aufnahme des Fettes dienen U-förmig gebogene, dünnwandige Glasröhrchen von 1,4—1,5 mm lichter Weite. Durch Eintauchen des einen Schenkels des Glasröhrchens in das geschmolzene Fett bringt man eine etwa 2 cm lange Fettsäule in die Kapillare und erreicht durch vorsichtiges Erwärmen der wieder umgedrehten Kapillare, daß das Fett in beiden Schenkeln gleich hoch steht. Danach wird das Fett durch sofortiges Eintauchen der Kapillare in Eiswasser zum Erstarren gebracht. Die so gefüllten Röhrchen (von jeder Fettprobe mehrere) werden etwa 24 Stunden in einem Gefäß auf Eis aufbewahrt. Erst dann ist der Schmelzpunkt wie folgt zu bestimmen:

Die Kapillare wird an einem in Fünftelgrade geteilten Anschütz-Thermometer zusammen mit einer zweiten gleichgeformten Kapillare, die mit hellem, klarem Öl beschickt ist und zum Vergleiche dient, mit Hilfe eines dünnen Kautschukschlauches so befestigt, daß das Fett in der Kapillare sich in gleicher Höhe mit der Quecksilberkugel des Thermometers befindet. Das Thermometer wird darauf in ein Becherglas in eine nicht über 20° warme Lösung von 200 ccm Glycerin und 100 ccm Wasser so hineingebracht, daß sich die Quecksilberkugel in der Mitte des Bades befindet. Darauf erwärmt man das Bad allmählich, so daß die Temperatur anfangs in der Minute um etwa 2°, bei Annäherung an die Schmelztemperatur des zu untersuchenden Fettes nur um $^3/_4$° in der Minute steigt. Durch ständiges Bewegen der Flüssigkeit mit einem Rührer muß dafür gesorgt werden, daß die Temperatur innerhalb des ganzen Bades gleichmäßig ist. Die Beobachtung ist bei möglichst heller Beleuchtung gegen einen dunkeln Hintergrund auszuführen.

[1]) Spezifische Gewichte, die auf Wasser von 15° bezogen sind, werden durch Division mit 1,00087 auf die Einheit Wasser von 4° umgerechnet.

Als »Schmelzpunkt nach Polenske« ist diejenige Temperatur anzusehen, bei der die letzte opalisierende Trübung des Fettes eben verschwindet und das Fett die Klarheit des Öles in der Vergleichskapillare annimmt. Eine etwa noch vorhandene schwache Trübung der beiden Oberflächenschichten des geschmolzenen Fettes in Dicke von etwa 1 mm ist dabei nicht zu berücksichtigen. Es ist das Mittel von zwei Beobachtungen zu nehmen, falls diese um nicht mehr als 0,3° voneinander abweichen.

2. *Bestimmung des Erstarrungspunktes nach Polenske.*

Der Erstarrungspunkt von Fetten wird in dem nebenstehend abgebildeten Apparat bestimmt. Er besteht aus einem großen, zur Aufnahme von Kühlwasser bestimmten, starkwandigen Glasgefäß von etwa 20 cm Höhe und 15 cm lichter Weite mit Deckel, Rührer, Thermometer und Hebereinrichtung. In das Kühlwasser taucht ein durch den Deckel gestecktes kleineres Gefäß von 15 cm Höhe und 5 cm lichter Weite aus 1 mm starkem Glase mit abgerundetem Boden, das als Luftkühler dient, und in das man vor der Bestimmung etwa 2 ccm konzentrierte Schwefelsäure gießt, um ein Beschlagen der Wände zu vermeiden. In dieses Gefäß ragt, durch einen Korken befestigt, das zur Aufnahme des Untersuchungsfettes bestimmte Erstarrungsgefäß von 17 cm Höhe und 1,8 cm lichter Weite aus 1 mm dickem Glase. In die Außenseite des Erstarrungsgefäßes sind 1 cm oberhalb seines flachen Bodens zwei geschwärzte wagerechte parallele Striche eingeritzt, die 2 mm lang, 0,5 mm breit und 0,25 mm voneinander entfernt sind. 2,7 cm vom Boden befindet sich noch eine wagerechte schwarze Strichmarke, 2 mm oberhalb dieser Marke beginnt eine kugelförmige Erweiterung des Gefäßes, deren Durchmesser etwa 2,5 cm beträgt. Das Erstarrungsgefäß wird so tief in den Luftmantel hineingeschoben, daß sein unteres Ende etwa 3 cm vom Boden des Luftmantels entfernt ist. Es wird für die Bestimmung des Erstarrungspunktes bis zu der Strichmarke mit dem ebenso wie für die Schmelzpunktsbestimmung (s. o.) getrockneten Fette angefüllt, wobei möglichst zu vermeiden ist, daß Fetteile an den Gefäßwänden haften bleiben. Mit Hilfe des auf dem Erstarrungsgefäß angebrachten Stopfens wird ein in Fünftelgrade eingeteiltes Anschütz-Thermometer so eingetaucht, daß sich die Quecksilberkugel etwa in der Mitte des Fettes befindet. Außerdem taucht in das Erstarrungsgefäß ein Rührer aus Nickeldraht, der durch einen Motor auf und ab bewegt wird. Die Geschwindigkeit des Motors wird so geregelt, daß der Rührer 180 bis 200 mal in der Minute gehoben wird. Der Rührer soll das Fett von oben bis unten durchlaufen, ohne jedoch am Boden aufzustoßen oder über die Oberfläche des Fettes hinausgehoben zu werden. Die beiden kleinen parallelen schwarzen Striche müssen sich an der dem Beobachter abgekehrten

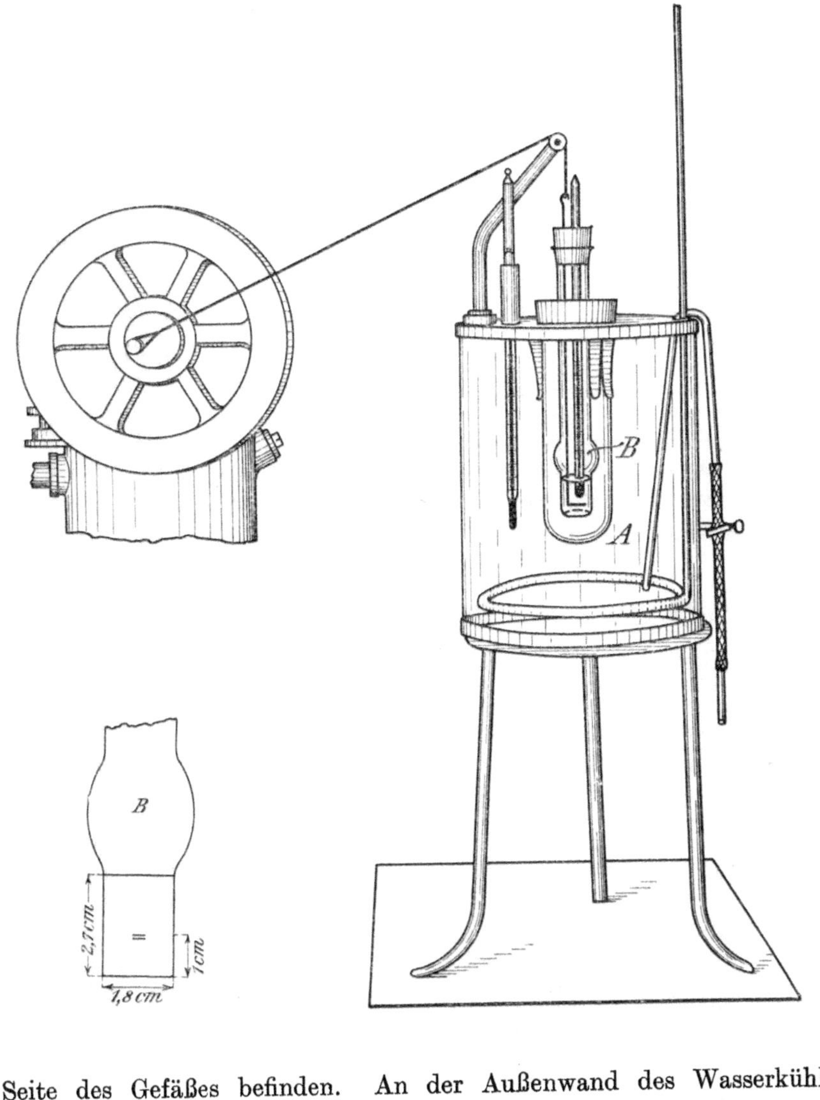

Seite des Gefäßes befinden. An der Außenwand des Wasserkühlgefäßes wird ein kartenblattgroßes Stück mit Glycerin durchtränkten Filtrierpapieres so angeklebt, daß das Fett sich gerade vor diesem Papierstück befindet.

Die Bestimmung muß bei hellem, durchfallendem Tageslicht ausgeführt werden.

Vor dem Beginn der Bestimmung wird das Fett in dem Erstarrungsgefäß in einem Wasserbad auf etwa 15° über seinen Schmelzpunkt erhitzt und das Kühlwasser auf 16° gebracht. Danach wird das Gefäß senkrecht in den Apparat gesetzt, der Rührer mit dem bereits in Gang befindlichen Motor verbunden und unter wiederholter Kontrolle der Kühlwassertemperatur und der Geschwindigkeit des Rührers die fortschreitende Abkühlung und Trübung des Fettes beobachtet.

Als »Erstarrungspunkt nach Polenske« ist die Temperatur zu bezeichnen, bei der die Trübung des Fettes so weit vorgeschritten ist, daß die beiden Parallelstriche an der Hinterwand des Erstarrungsgefäßes sich nicht mehr als getrennt unterscheiden lassen, sondern verschwommen zusammenhängend erscheinen.

Sollte das Fett bei 19° noch nicht erstarren, so wird die Temperatur des Kühlwassers in der Weise weiter erniedrigt, daß sie bis zum Beginn der Trübung des Fettes stets etwa 4 bis 5° unter der Temperatur des Fettes liegt.

Die Differenz zwischen dem Schmelzpunkt und Erstarrungspunkt eines Fettes — beide nach obigen Vorschriften bestimmt — wird als »Differenzzahl nach Polenske« bezeichnet.

Bestimmung des Brechungsvermögens.

Die Bestimmung des Brechungsvermögens der Fette und Öle wird mit Hilfe des Zeißschen Butterrefraktometers oder des Abbeschen Refraktometers unter Beachtung der jedem Instrument beigegebenen Anweisung ausgeführt. Das Brechungsvermögen von Ölen wird bei nahe 25°, das von festen Fetten im allgemeinen bei nahe 40°, das von höher erstarrenden Fetten bei einer Temperatur bestimmt, die eben ausreicht, um das Fett geschmolzen zu erhalten, und auf genau 25° bzw. 40° in der Weise umgerechnet, daß man für jeden Grad, um den die Temperatur bei der Bestimmung zu hoch war, der abgelesenen Refraktometerzahl 0,55 Teilstriche, dem Brechungsexponenten 0,00036 zuzählt, während man für jeden Grad, um den die Temperatur zu niedrig war, ebensoviel abzieht.

Die Umrechnung von Refraktometergraden (Skalenteilen des Butterrefraktometers) in Brechungsexponenten erfolgt nach nachstehender Tabelle.

Tabelle zur Berechnung von Brechungsexponenten (n_D) aus den Skalenteilen des Zeißschen Butterrefraktometers.

Skalenteile	Brechungs-exponent (n_D)	Skalenteile	Brechungs-exponent (n_D)	Skalenteile	Brechungs-exponent (n_D)
33	1,4474	53	1,4613	73	1,4742
34	1,4481	54	1,4620	74	1,4748
35	1,4488	55	1,4626	75	1,4754
36	1,4495	56	1,4633	76	1,4760
37	1,4502	57	1,46395	77	1,4766
38	1,45095	58	1,4646	78	1,47715
39	1,4517	59	1,46525	79	1,47775
40	1,4524	60	1,4659	80	1,4783
41	1,4531	61	1,46655	81	1,4789
42	1,4538	62	1,4672	82	1,4795
43	1,4545	63	1,46785	83	1,48005
44	1,4552	64	1,4685	84	1,48065
45	1,4559	65	1,4691	85	1,4812
46	1,4566	66	1,46975	86	1,4818
47	1,4573	67	1,4704	87	1,48235
48	1,4580	68	1,4710	88	1,4829
49	1,45865	69	1,47165	89	1,48345
50	1,4593	70	1,4723	90	1,4840
51	1,4600	71	1,4729		
52	1,4607	72	1,47355		

d. Chemische Untersuchungsverfahren.

Bestimmung des Wassers.

5 g Fett werden in einer, zweckmäßig mit grob gepulvertem, ausgeglühtem Bimsstein beschickten, flachen Nickel- oder Platinschale möglichst gleichförmig verteilt und abgewogen. Die Schale wird in einem Trockenschrank auf 105° erwärmt. Nach einer halben Stunde wird das Gewicht festgestellt, ebenso nach je weiteren 10 Minuten, bis keine Gewichtsabnahme mehr zu bemerken ist; zu langes Trocknen ist zu vermeiden, da alsdann durch Oxydation des Fettes das Gewicht wieder zunimmt.

In Butter und Margarine kann das Wasser auch nach dem unter den »Besonderen Untersuchungsverfahren« (S. 51) aufgeführten Verfahren bestimmt werden.

Schweineschmalz ist zunächst nach dem unter den »Besonderen Untersuchungsverfahren« (S. 54) aufgeführten Verfahren auf Wassergehalt zu prüfen; ergibt sich dabei ein Wassergehalt von mehr als 0,3%[1]) und ist die genaue Bestimmung des Wassergehalts von Interesse, so ist sie nach der obigen Vorschrift auszuführen.

Bestimmung der freien Fettsäuren (des Säuregrads).

5—10 g Fett oder Öl werden in 30—40 ccm einer säurefreien Mischung gleicher Raumteile Alkohol und Äther gelöst und unter Verwendung von Phenolphthalein (in 1%iger alkoholischer Lösung) als Indikator mit $^1/_{10}$ normaler Alkalilauge titriert. Sollte während der Titration ein Teil des Fettes sich ausscheiden, so muß noch mehr Alkohol-Äther zugesetzt werden. Die Menge der freien Fettsäuren wird in mg-Äquivalenten (= ccm Normallauge) auf 100 g Fett, »Säuregraden«, ausgedrückt.

Bestimmung der Jodzahl.

Erforderliche Lösungen:

1. Es werden einerseits 25 g Jod, anderseits 30 g Quecksilberchlorid in je 500 ccm reinem Alkohol von 95 Volumprozent gelöst, letztere Lösung, wenn nötig, filtriert und beide Lösungen getrennt aufbewahrt. Gleiche Teile beider Lösungen werden mindestens 48 Stunden vor dem Gebrauche gemischt.

2. Natriumthiosulfatlösung. Sie enthält im Liter etwa 25 g des kristallisierten Salzes. Die zweckmäßigste Methode zur Titerstellung ist die folgende: 3,866 g wiederholt umkristallisiertes Kaliumbichromat löst man zu 1 Liter auf. Man gibt 15 ccm einer 10%igen Jodkaliumlösung in ein dünnwandiges Kölbchen mit eingeschliffenem Glasstopfen von etwa 250 ccm Inhalt, fügt 5 ccm 25%ige Salzsäure, 100 ccm Wasser und unter tüchtigem Umschütteln 20 ccm der Kaliumbichromatlösung zu. Nach viertelstündigem Stehen des verschlossenen Kölbchens läßt man unter Umschütteln von der Natriumthiosulfatlösung zufließen, wodurch die anfangs stark braune Lösung immer heller wird, setzt, wenn sie nur noch gelblich ist, etwas Stärkelösung hinzu und läßt unter jeweiligem kräftigen Schütteln noch so viel Natriumthiosulfatlösung vorsichtig zufließen, bis der letzte Tropfen die Blaufärbung der Jodstärke eben zum Verschwinden bringt.

---

[1]) *Vgl. Anmerkung 1 auf S.* 11.

Da 1 ccm der Kaliumbichromatlösung 0,01 g Jod frei macht, entspricht die verbrauchte Menge der Natriumthiosulfatlösung 0,2 g Jod.

3. Reines Chloroform (das beim Schütteln mit Jodkalium farblos bleibt).
4. 10 % ige Jodkaliumlösung.
5. Stärkelösung:

Man erhitzt eine Messerspitze voll »löslicher Stärke« in etwas destilliertem Wasser; einige Tropfen der unfiltrierten Lösung genügen für jeden Versuch.

Ausführung der Bestimmung.

Man bringt von trocknenden Ölen 0,15—0,18 g, von nicht trocknenden Ölen 0,3—0,4 g, von Schweineschmalz 0,6—0,7 g, von den übrigen festen Fetten 0,8—1 g in ein Kölbchen der beschriebenen Art, löst das Fett in 15 ccm Chloroform und läßt 30 ccm der Jodquecksilberchloridlösung zufließen, wobei man die Pipette bei jedem Versuch in genau gleicher Weise entleert. Sollte die Flüssigkeit nach dem Umschwenken nicht völlig klar sein, so wird noch etwas Chloroform hinzugefügt. Tritt binnen kurzer Zeit fast vollständige Entfärbung der Flüssigkeit ein, so muß man noch eine weitere abgemessene Menge Jodquecksilberchloridlösung zugeben. Der Jodüberschuß muß so groß sein, daß noch nach 2 Stunden die Flüssigkeit stark braun gefärbt erscheint. Nach dieser Zeit ist die Reaktion im allgemeinen beendet; bei trocknenden Ölen ist jedoch eine 18stündige Einwirkungsdauer erforderlich. Die Bestimmungen sind bei Zimmertemperatur unter Vermeidung direkten Sonnenlichts auszuführen.

Man versetzt dann die Mischung mit 15 ccm der Jodkaliumlösung, schwenkt um und fügt 100 ccm Wasser hinzu. Scheidet sich hierbei ein roter Niederschlag aus, so wird noch etwas Jodkaliumlösung hinzugefügt. Man läßt nun unter häufigem Schütteln so lange Natriumthiosulfatlösung zufließen, bis die wässerige Flüssigkeit und die Chloroformschicht nur noch schwach gefärbt sind. Alsdann wird unter Zusatz von Stärkelösung zu Ende titriert. Mit jeder Versuchsreihe ist ein sogenannter blinder Versuch, d. h. ein solcher ohne Anwendung eines Fettes oder Öles zur Prüfung der Reinheit der Reagentien (namentlich auch des Chloroforms) und zur Feststellung des Gehaltes der Jodquecksilberchloridlösung zu verbinden; bei längerer Einwirkungszeit ist sowohl zu Beginn als auch am Ende der Versuchszeit ein blinder Versuch auszuführen und für die Berechnung des Wirkungswertes der Jodquecksilberchloridlösung das Mittel dieser beiden Versuche zugrunde zu legen.

Man berechnet aus den Versuchsergebnissen, wieviel Gramm Jod von 100 g Fett oder Öl gebunden worden sind, und erhält so die Jodzahl des Fettes oder Öles.

Da bei dieser Bestimmung die geringsten Versuchsfehler auf das Ergebnis von merklichem Einfluß sind, so ist peinlich genaues Arbeiten und die Anstellung von Doppelversuchen erforderlich. Zum Abmessen der Lösungen sind genaue Pipetten und Büretten, und zwar für jede Lösung stets das gleiche Meßinstrument zu verwenden.

Bestimmung der Verseifungszahl.

Man wägt 2,5—3 g Fett oder Öl in einem Kölbchen aus Jenaer Geräteglas von 150 ccm Inhalt ab, setzt 30 ccm (bei Kokosfett, Palmkernfett und ähnlichen Fetten 40 ccm) einer annähernd $^1/_2$ normalen, möglichst farblosen alkoholischen Kalilauge hinzu, verschließt das Kölbchen mit einem Korke, durch den ein 75 cm langes Kühlrohr aus Jenaer Geräteglas führt, und erhitzt die Mischung auf dem Wasserbade 15 Minuten lang zum schwachen Sieden. Um die Verseifung zu vervollständigen, mischt man den Kolbeninhalt durch öfteres Umschwenken, jedoch unter Vermeidung des Verspritzens an den Kork und an das Kühlrohr. Man titriert alsdann in der noch heißen Lösung nach Zusatz von 3—4 Tropfen einer 1%igen alkoholischen Phenolphthaleinlösung sofort mit $^1/_2$ normaler Salzsäure den Überschuß an Alkali zurück.

Bei jeder Versuchsreihe sind in gleicher Weise mehrere blinde Versuche ohne Anwendung von Fett oder Öl auszuführen, um den Wirkungswert der alkoholischen Kalilauge gegenüber der $^1/_2$ normalen Salzsäure festzustellen.

Aus den Versuchsergebnissen berechnet man, wieviel Milligramm Kaliumhydroxyd erforderlich sind, um in 1 g des Fettes oder Öles die etwa vorhandenen freien Säuren zu binden und die Ester zu zerlegen: dies ist die Verseifungszahl.

Bestimmung der Reichert-Meißl-Zahl und der Polenske-Zahl.

a. Bestimmung der Reichert-Meißl-Zahl.

Zu 5 g Fett gibt man in einem 300-ccm-Stehkolben aus Jenaer Geräteglas 20 g Glycerin und 2 ccm Natronlauge (erhalten durch Auflösen von 100 Gewichtsteilen Natriumhydroxyd in 100 Gewichtsteilen Wasser, Absetzenlassen des Ungelösten und Abgießen der klaren Flüssigkeit). Die Mischung wird unter beständigem Umschwenken über einer kleinen Flamme zum Sieden erhitzt, das mit starkem Schäumen verbunden ist. Wenn das Wasser verdampft ist (in der Regel nach 5—8 Minuten), wird die Mischung vollkommen klar; dies ist das Zeichen, daß die Verseifung des Fettes vollendet ist. Man erhitzt noch kurze Zeit und spült die an den Wänden des Kolbens haftenden Teilchen durch wiederholtes Umschwenken des Kolbeninhalts herab. Dann läßt man die flüssige Seife auf etwa 80—90° abkühlen und setzt 90 ccm frisch ausgekochtes destilliertes Wasser von etwa der gleichen Temperatur hinzu. Meist entsteht sofort eine klare Seifenlösung; anderenfalls bringt man die abgeschiedenen Seifenteile durch Erwärmen auf dem Wasserbade in Lösung.

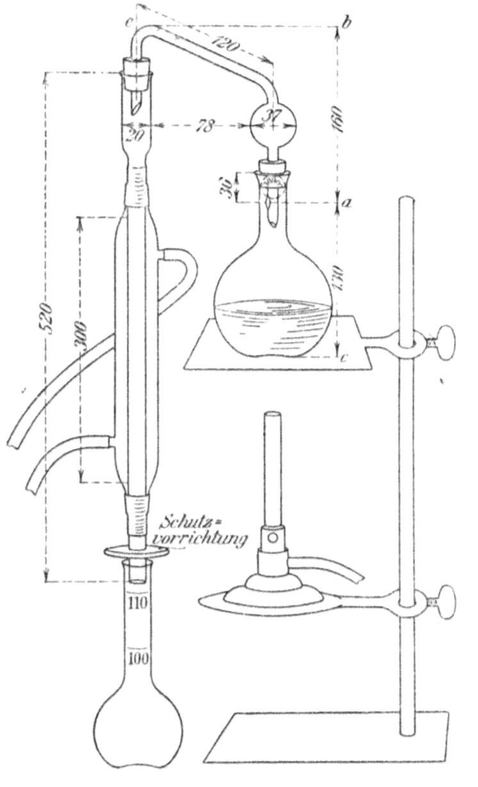

Zu der warmen Lösung fügt man sofort 50 ccm verdünnte Schwefelsäure (25 ccm reine Schwefelsäure im Liter enthaltend) und etwa 0,6 bis 0,7 g grobes Bimssteinpulver.

Dann wird nach sofortigem Verschluß des Kolbens die Flüssigkeit der Destillation unterworfen, unter genauer Innehaltung der in nebenstehender Abbildung angegebenen Größen- und Formverhältnisse. Der Kolben wird dabei auf eine Asbestplatte gestellt, aus der eine kreisrunde Scheibe von 6,5 cm Durchmesser herausgeschnitten ist, so daß nur der Kolbenboden der Einwirkung der Flamme unmittelbar ausgesetzt ist. Die Heizflamme ist so einzustellen, daß in 19—21 Minuten 110 ccm Destillat übergehen. Sobald das Destillat die 110-ccm-Marke in der Vorlage erreicht hat, wird die Flamme gelöscht und die Vorlage durch ein anderes Gefäß ersetzt. Ohne das Destillat zu mischen, stellt man die Vorlage so tief wie möglich in Wasser von 15°. Nach etwa 10 Minuten wird das Destillat in dem mit Glasstopfen verschlossenen Gefäße durch 4—5 maliges Umkehren unter Vermeidung starken Schüttelns gemischt und dann durch ein gut anliegendes trocknes Filter von 8 cm Durchmesser filtriert. 100 ccm des klaren Filtrats werden nach Zusatz von 3—4 Tropfen einer 1 $^0/_0$ igen alkoholischen Phenolphthaleinlösung mit $^1/_{10}$ normaler Alkalilauge titriert. Die um ein Zehntel ihres Betrages vermehrte Menge der verbrauchten Lauge ergibt den Verbrauch für das gesamte Filtrat. Bei jeder Versuchsreihe führt man einen blinden Versuch aus, indem man ein Gemisch von 20 g Glycerin, 2 ccm der Natronlauge, 90 ccm Wasser und 50 ccm der verdünnten Schwefelsäure genau wie beim Hauptversuch destilliert, das Destillat filtriert und titriert; die hierbei verbrauchte Lauge wird von der bei dem Hauptversuche verbrauchten abgezogen.

Die so erhaltene Anzahl von Kubikzentimetern $^1/_{10}$ normaler Alkalilauge, die zur Neutralisation der flüchtigen, wasserlöslichen Fettsäuren von 5 g Fett erforderlich sind, ist die Reichert-Meißl-Zahl.

b. Bestimmung der Polenske-Zahl.

Soll in der Fettprobe auch die Polenske-Zahl bestimmt werden, so muß die Seifenlösung vollständig klar und fast farblos oder nur schwach gelblich gefärbt sein. Vertalgte und ranzige Fette, die eine braune Seifenlösung geben, sind für die Bestimmung der Polenske-Zahl ungeeignet.

Nach der Bestimmung der Reichert-Meißl-Zahl wäscht man dreimal nacheinander mit je 15 ccm Wasser das Kühlrohr des Destillationsapparates, die zweite Vorlage, den 110-ccm-Kolben und das Filter aus und beseitigt das Filtrat. Danach werden die ungelöst gebliebenen Fettsäuren aus Kühlrohr, Vorlage, Kolben und Filter durch dreimaliges Waschen mit je 15 ccm neutralem 90 $^0/_0$ igen Alkohol in Lösung gebracht und durch das Filter filtriert. Das Filter wird jeweils erst nach völligem Ablaufen der Flüssigkeit nachgefüllt. Die vereinigten alkoholischen Filtrate werden nach Zusatz von 3—4 Tropfen einer 1 $^0/_0$ igen alkoholischen Phenolphthaleinlösung mit $^1/_{10}$ normaler Alkalilauge titriert.

Die erhaltene Anzahl von Kubikzentimetern $^1/_{10}$ normaler Alkalilauge, die zur Neutralisation der flüchtigen, wasserunlöslichen Fettsäuren aus 5 g Fett erforderlich sind, ist die Polenske-Zahl.

Gleichzeitige Bestimmung der Verseifungszahl, Reichert-Meißl-Zahl und Polenske-Zahl.

Herstellung von möglichst farbloser alkoholischer Kalilauge.

200 g Kaliumhydroxyd werden in 200 ccm Wasser gelöst. Zu dieser Lösung werden zur Fällung der Carbonate 15 g Bariumhydroxyd,

die in 60 ccm Wasser gelöst sind, zugesetzt. Nach dem Absetzen des Niederschlages wird das überschüssige Bariumhydroxyd durch eine Lösung von 10 g Natriumsulfat in 40 ccm Wasser ausgefällt. Das erkaltete, unfiltrierte Gemisch wird durch Zusatz von frisch über Kaliumhydroxyd destilliertem Alkohol auf einen Alkoholgehalt von annähernd 70 Volumprozent gebracht. Die Mischung bleibt zur Klärung einige Tage bei niedriger Temperatur (im Eisschrank) stehen und wird dann vom Niederschlag abgegossen oder durch Asbest filtriert. Nötigenfalls wird sie durch Zusatz von 70 volumprozentigem Alkohol so weit verdünnt, daß 10 ccm der Lauge 26—27 ccm Normal-Schwefelsäure entsprechen. Die Lauge hält sich am besten in einem kühlen Zimmer am Licht.

Ausführung der Bestimmung.

5 g Fett werden in einem gewogenen 300-ccm-Stehkolben aus Jenaer Geräteglas mit genau 10 ccm der alkoholischen Kalilauge, die nicht dunkel gefärbt sein darf, in der unter »Bestimmung der Verseifungszahl« beschriebenen Weise verseift und die Verseifungszahl festgestellt, wobei jedoch nicht mit Salzsäure, sondern mit alkoholischer Schwefelsäure titriert wird.

Danach fügt man zur alkoholischen Seifenlösung 0,5 ccm der alkoholischen Kalilauge, 20 g Glycerin und ein linsengroßes Paraffinstückchen. Der Alkohol wird durch Erhitzen über freier Flamme verjagt und der Kolbeninhalt durch Zusatz von ausgekochtem Wasser auf ein Gewicht von 115 g gebracht. Die so erhaltene Seifenlösung wird nach der unter »Bestimmung der Reichert-Meißl-Zahl und der Polenske-Zahl« gegebenen Vorschrift weiterbehandelt.

Abscheidung und Bestimmung der wasserunlöslichen Fettsäuren.

3—4 g Fett oder Öl werden in einer Porzellanschale mit 1—2 g Natrium- oder Kaliumhydroxyd und 50 ccm Alkohol versetzt und unter wiederholtem Umrühren auf dem Wasserbad erwärmt, bis das Fett vollständig verseift ist. Die Seifenlösung wird bis zur Syrupdicke und völligen Entfernung des Alkohols eingedampft, der Rückstand in 100—150 ccm Wasser gelöst und mit Salzsäure oder Schwefelsäure angesäuert. Man erhitzt, bis sich die Fettsäuren als klares Öl an der Oberfläche gesammelt haben, und filtriert durch ein Filter aus sehr dichtem Papiere. Um ein trübes Durchlaufen der Flüssigkeit zu vermeiden, füllt man das Filter zunächst zur Hälfte mit heißem Wasser an und gießt erst dann die Flüssigkeit mit den Fettsäuren darauf.

Man wäscht mit siedendem Wasser bis zu 2 Liter Waschwasser aus, wobei man stets nachfüllt, ehe das Wasser vollständig abgelaufen ist.

Nachdem die Fettsäuren erstarrt sind, werden sie in Äther gelöst und die Lösung in ein gewogenes Kölbchen gebracht; sodann wird das Lösungsmittel in einem Strome trockenen Kohlendioxyds auf dem Wasserbade verdunstet und der Rückstand auf die gleiche Weise bis zur Gewichtsbeständigkeit getrocknet und gewogen. Aus dem Ergebnisse berechnet man, wieviel Gewichtsteile unlösliche Fettsäuren in 100 Gewichtsteilen Fett oder Öl enthalten sind, und erhält so die Hehner-Zahl.

Wenn weitere Untersuchungen der Fettsäuren, z. B. die Bestimmung ihres Schmelz- und Erstarrungspunktes, ihrer Jodzahl, ihres mittleren Molekulargewichtes, angestellt werden sollen, so wendet man entsprechend größere Fettmengen an.

Bestimmung der unverseifbaren Stoffe.

a.

10 g Fett oder Öl werden in einer Schale mit 5 g paraffinfreiem Aetzkali und 50 ccm Alkohol verseift; die Seifenlösung wird mit einem gleichen Raumteile Wasser verdünnt und mit Petroläther ausgeschüttelt. Der mit Wasser gewaschene Petroläther wird verdunstet, der Rückstand nochmals mit alkoholischer Kalilauge verseift und die mit dem gleichen Raumteile Wasser verdünnte Seifenlösung mit Petroläther ausgeschüttelt. Der mit 50 %igem Alkohol oder mit calciumhaltigem Wasser gewaschene Petroläther wird verdunstet, der Rückstand getrocknet und gewogen.

b.

Sollen die unverseifbaren Stoffe auf Phytosterin oder auf Paraffin untersucht werden, so ist die Bestimmung der unverseifbaren Stoffe folgendermaßen auszuführen:

100 g Fett oder Öl werden in einem Kolben von etwa 1 Liter Inhalt auf dem Wasserbad erwärmt und mit 200 ccm alkoholischer Kalilauge, die aus paraffinfreiem Aetzkali und Alkohol von 70 Volumprozenten hergestellt ist und in 1 Liter 200 g Kaliumhydroxyd enthält, auf dem kochenden Wasserbad etwa $^1/_2$ Stunde am Rückflußkühler verseift. Nach beendeter Verseifung, wird die Seifenlösung mit 600 ccm Wasser versetzt und nach dem Erkalten in einem Schütteltrichter viermal mit Äther ausgeschüttelt. Zur ersten Ausschüttelung verwendet man 800 ccm, zu den folgenden je 400 ccm Äther. Aus diesen Auszügen wird der Äther abdestilliert und der Rückstand nochmals mit 10 ccm der

Kalilauge 5—10 Minuten im Wasserbad erhitzt, die Lösung mit 20 ccm Wasser versetzt und nach dem Erkalten zweimal mit je 100 ccm Äther ausgeschüttelt. Die ätherische Lösung wird viermal mit je 10 ccm Wasser gewaschen, danach durch ein trockenes Filter filtriert und der Äther abdestilliert. Der Rückstand wird in ein etwa 8 ccm fassendes zylinderförmiges, mit Glasstopfen versehenes Gläschen gebracht, bei 100° getrocknet und nach dem Erkalten des Gläschens im Exsikkator gewogen.

Das Gewicht gibt die Menge der unverseifbaren Stoffe in 100 g des Fettes oder Öles an.

Prüfung auf Phytosterin.

Der bei der Bestimmung *b.* der unverseifbaren Stoffe erhaltene Rückstand wird mit 1 ccm unterhalb 50° siedendem Petroläther übergossen und mit einem Glasstabe zu einer pulverförmigen Masse zerdrückt. Alsdann wird das verschlossene Gläschen 20 Minuten lang in Wasser von 8—10° gestellt. Hierauf bringt man den Inhalt des Gläschens in einen kleinen, mit Wattestopfen versehenen Trichter und bedeckt diesen mit einem Uhrglase. Nachdem die klare Flüssigkeit abgetropft ist, werden Glasstab, Gläschen und Trichterinhalt fünfmal mit je 0,5 ccm kaltem Petroläther nachgewaschen. Der am Glasstabe, im Gläschen und Trichter sich befindende ungelöste Rückstand wird in Äther gelöst, die Lösung in ein Glasschälchen gebracht und der Rückstand nach dem Verdunsten des Äthers bei 100° getrocknet. Darauf setzt man 1—2 ccm Essigsäureanhydrid hinzu, erhitzt unter Bedeckung des Schälchens mit einem Uhrglas auf dem Drahtnetz etwa $^1/_2$ Minute lang zum Sieden und verdunstet den Überschuß des Essigsäureanhydrids auf dem Wasserbade. Der Rückstand wird dreibis viermal aus geringen Mengen, etwa 1—2 ccm, absolutem Alkohol umkristallisiert. Die einzelnen Kristallisationsprodukte werden jeweils durch Absaugen unter Anwendung eines kleinen Platinkonus, der an seinem spitzen Ende mit zahlreichen äußerst kleinen Löchern versehen ist, von der Mutterlauge getrennt. Von der zweiten Kristallisation ab wird jedesmal der Schmelzpunkt bestimmt. Schmilzt das letzte Kristallisationsprodukt erst bei 117° (korrigierter Schmelzpunkt) oder höher, so ist der Nachweis von Phytosterin als erbracht anzusehen.

Nachweis und Bestimmung geringer Mengen Paraffin in Fetten und Ölen.

Der bei der Bestimmung *b.* der unverseifbaren Stoffe erhaltene Rückstand oder der durch Zurückgießen der Petrolätherauszüge von der Phytosterinprüfung in das Wägegläschen und Abdunsten des Lösungsmittels erhaltene Rückstand wird mit 5 ccm konzentrierter Schwefelsäure übergossen. Hierauf wird das mit Glasstopfen und Gummikappe gut verschlossene Gläschen 1 Stunde lang bis an den Hals in ein Glycerinwasserbad (40 Teile Glycerin und 60 Teile Wasser) von 104—105° gestellt. Während der letzten halben Stunde wird das in ein Tuch eingewickelte Gläschen zwei- bis dreimal geschüttelt. Nach dem Erkalten wird der Inhalt des Gläschens dreimal mit je 10 ccm unterhalb 50° siedendem Petroläther je 1 Minute lang kräftig ausgeschüttelt. Die in einem Scheidetrichter vereinigten farblosen Petrolätherauszüge werden dreimal mit je 10 ccm Wasser gewaschen; dem zweiten Waschwasser werden einige Tropfen Chlorbariumlösung zugesetzt. Alsdann wird die Petrolätherlösung durch ein getrocknetes kleines Filter in ein Wägegläschen filtriert und der Rückstand nach dem Verdunsten der Flüssigkeit bei 100° getrocknet und gewogen.

Das Gewicht gibt die Menge des Paraffins in 100 g Fett oder Öl an.

Abscheidung der ungesättigten flüssigen Fettsäuren.

20 g Fett oder Öl werden mit 15 ccm wässeriger 50%iger Kalilauge und 45 ccm etwa 95%igem Alkohol auf dem Wasserbade verseift. Die Seifenlösung wird nach Zusatz von einigen Tropfen Phenolphthaleinlösung mit Essigsäure neutralisiert, in eine siedende Lösung von 20 g neutralem Bleiacetat in 300 ccm Wasser in dünnem Strahl unter fortwährendem Umschwenken eingegossen und das Gemisch dann etwa 10 Minuten lang unter Umschwenken unter der Wasserleitung abgekühlt. Hierbei setzt sich die Bleiseife an der Wand und dem Boden des Kolbens ab. Die überstehende, fast klare Flüssigkeit wird abgegossen, der Rückstand dreimal mit je etwa 100 ccm Wasser von etwa 70° gewaschen. Nachdem das Wasser gut abgetropft ist, erwärmt man zur Abtrennung der ätherlöslichen Bleisalze der flüssigen Fettsäuren die Seife mit etwa 220 ccm Äther 20 Minuten lang am Rückflußkühler zum gelinden Sieden, wobei man den Kolben wiederholt umschüttelt, um die Seife von Wand und Boden des Kolbens abzulösen. Nach etwa halbstündigem Abkühlen filtriert man die ätherische Lösung in einen Kolben von 200 ccm Inhalt, den man ganz mit Äther auffüllt, verschließt und etwa 12 Stunden lang im Eisschrank stehen läßt, wobei sich meist ein Niederschlag abscheidet. Man filtriert dann die ätherische Lösung in einen Scheidetrichter und schüttelt sie zur Zerlegung der Bleisalze erst mit 100 ccm, dann noch mit 50 ccm 20%iger Salzsäure, zuletzt mit 100 ccm Wasser aus. Die zurückblei-

bende ätherische Lösung der flüssigen Fettsäuren wird durch ein trockenes Filter in einen Kolben filtriert, der Äther bis auf ein Volumen von 40—50 ccm abdestilliert und die Lösung von dem etwa abgeschiedenen Wasser in ein Kölbchen abgegossen. Zur Vertreibung des Äthers und zum Trocknen der flüssigen Fettsäuren wird durch das bis an den Hals in ein siedendes Wasserbad getauchte Kölbchen ein Strom reinen, trockenen (mit Bicarbonatlösung und konzentrierter Schwefelsäure gewaschenen) Kohlendioxyds durchgeleitet.

Bei der Abscheidung der ungesättigten flüssigen Fettsäuren aus Kokosfett, Palmkernfett und ähnlichen Fetten ist der Rückstand noch wiederholt mit heißem Wasser auszuziehen, um die wasserlöslichen gesättigten Fettsäuren, deren Bleisalze ebenfalls in Äther leicht löslich sind, zu entfernen.

Zur Bestimmung der Jodzahl der ungesättigten flüssigen Fettsäuren verwendet man zweckmäßig 0,2 bis 0,3 g (etwa 10--12 Tropfen).

Bestimmung von Arachinsäure.

Die bei der Abscheidung der flüssigen Fettsäuren erhaltenen ätherunlöslichen Bleisalze werden samt dem Filter im Soxhlet-Apparat nochmals mit Äther ausgezogen. Danach wird der Rückstand mit etwa 200 ccm Äther in einen Scheidetrichter gespült und zur Zerlegung der Bleisalze mit 100 ccm 20 %iger Salzsäure, sodann noch mit 100 ccm Wasser ausgeschüttelt. Die zurückbleibende ätherische Lösung der Fettsäuren wird in einen Kolben abfiltriert, Scheidetrichter und Filter mit wenig Äther nachgespült und der Äther abdestilliert.

Der Rückstand wird in 50 ccm 90 %igem Alkohol auf dem Wasserbade in Lösung gebracht, ohne daß der Alkohol zum Sieden kommt. Der bei langsamem Abkühlen abgeschiedene Niederschlag, der aus feinen Kristallblättchen besteht, wird nach etwa dreistündigem Stehen bei 15—20° abfiltriert, dreimal mit je 10 ccm 90 %igem Alkohol und noch mehrmals mit 70 %igem Alkohol gewaschen. Der Rückstand wird mit siedendem absoluten Alkohol in einen gewogenen Kolben übergeführt, der Alkohol abdestilliert, der Rückstand bei 100° getrocknet und dann gewogen. Der Schmelzpunkt des so erhaltenen Säuregemisches (rohe Arachinsäure) liegt bei etwa 72—75°. Liegt der Schmelzpunkt unter 70° oder war der abgeschiedene Niederschlag nicht feinblätterig kristallinisch, so ist die rohe Arachinsäure abermals in der beschriebenen Weise aus 50 ccm 90 %igem Alkohol umzukristallisieren und zu wägen.

4*

Zu der so gefundenen Menge von roher Arachinsäure addiert man die in dem 90 % igen Alkohol in Lösung gegangene, die man nach folgender Tabelle berechnet. (Die Verluste durch Auflösung in dem 70 % igen Alkohol sind zu vernachlässigen.)

Gewogene Säuremenge	Korrektur für 100 ccm 90%igen Alkohol		
	bei 15°	bei 17,5°	bei 20°
bis 0,1 g	0,033 g	0,040 g	0,045 g
0,1—0,5 g	0,05 g	0,06 g	0,07 g
0,5 g und mehr	0,07 g	0,08 g	0,09 g

Durch Multiplikation der so gefundenen Menge von roher Arachinsäure mit 20 erhält man annähernd die Menge des im untersuchten Fett oder Öl vorhandenen Erdnußöles.

Prüfung auf Sesamöl.

a) Reaktion nach Baudouin. Wenn keine Farbstoffe vorhanden sind, die Salzsäure rot färben, so werden 5 ccm Öl oder geschmolzenes Fett in 5 ccm Petroläther gelöst und mit 0,1 ccm einer einprozentigen alkoholischen Lösung von farblosem Furfurol und 10 ccm Salzsäure vom spezifischen Gewicht 1,19 mindestens $1/2$ Minute lang kräftig geschüttelt. Bei Anwesenheit von Sesamöl zeigt die sich absetzende Salzsäure eine nicht alsbald verschwindende deutliche Rotfärbung.

b) Reaktion nach Soltsien. Wenn Farbstoffe vorhanden sind, die Salzsäure rot färben, so werden 5 ccm Öl oder geschmolzenes Fett in 10 ccm Petroläther gelöst und 2,5 ccm stark rauchender Zinnchlorürlösung zugesetzt [1]). Die Mischung wird kräftig durchgeschüttelt, so daß alles gleichmäßig gemischt ist (aber nicht länger), und nun in Wasser von 40° getaucht. Nach Abscheidung der Zinnchlorürlösung taucht man die Mischung in Wasser von 80°, so daß dieses nur die Zinnchlorürlösung erwärmt und ein Sieden des Petroläthers verhindert wird. Bei Gegenwart von Sesamöl zeigt die Zinnchlorürlösung nach 3 Minuten langem Erwärmen eine deutliche bleibende Rotfärbung.

[1]) Die Zinnchlorürlösung ist aus 5 Gewichtsteilen kristallisiertem Zinnchlorür, die mit einem Gewichtsteil Salzsäure anzurühren und vollständig mit trockenem Chlorwasserstoff zu sättigen sind, herzustellen, nach dem Absetzen durch Asbest zu filtrieren und in kleinen, mit Glasstopfen verschlossenen, möglichst angefüllten Flaschen aufzubewahren.

Prüfung auf Baumwollsamenöl nach Halphen.

5 ccm Fett oder Öl werden mit 5 ccm Amylalkohol und 5 ccm einer einprozentigen Lösung von Schwefel in Schwefelkohlenstoff in einem weiten, mit Korkverschluß und weitem Steigrohre versehenen Probierglas etwa $1/4$ Stunde lang im siedenden Wasserbade erhitzt. Tritt eine Färbung nicht ein, so setzt man nochmals 5 ccm der Schwefellösung zu und erhitzt von neuem $1/4$ Stunde lang. Eine deutliche Rotfärbung der Flüssigkeit kann durch die Gegenwart von Baumwollsamenöl bedingt sein.

e. Prüfung auf Konservierungsmittel, Farbstoffe, Alkalien und Erdalkalien.

Prüfung auf Borsäure und Borate.

50 g Fett werden in einem Kolben auf dem Wasserbade geschmolzen und mit 30 ccm Wasser von etwa 50° und 0,2 ccm Salzsäure vom spezifischen Gewicht 1,124 $1/2$ Minute lang kräftig durchgeschüttelt. Alsdann wird der Kolben so lange auf dem Wasserbade erwärmt, bis sich die wässerige Flüssigkeit abgeschieden hat. Die von dem Fette abfiltrierte Flüssigkeit wird nach Zusatz von Phenolphthalein mit $1/10$ normaler Natronlauge schwach alkalisch gemacht. 5 ccm dieser Flüssigkeit werden mit 0,5 ccm Salzsäure vom spezifischen Gewicht 1,124 angesäuert, filtriert und mit Kurkuminpapier [1]) folgendermaßen geprüft: Ein etwa 8 cm langer und 1 cm breiter Streifen geglättetes Kurkuminpapier wird bis zur halben Länge mit der angesäuerten Flüssigkeit durchfeuchtet und auf einem Uhrglase von etwa 10 cm Durchmesser bei 60—70° getrocknet. Zeigt sich keine sichtbare Veränderung der ursprünglichen gelben Farbe, so enthält das Fett keine Borsäure. Ist dagegen eine rötliche oder orange-

---

[1]) Das Kurkuminpapier wird durch einmaliges Tränken von weißem Filtrierpapier mit einer Lösung von 0,1 g Kurkumin in 100 ccm 90 %igem Alkohol hergestellt. Das getrocknete Kurkuminpapier ist in gut verschlossenen Gefäßen, vor Licht geschützt, aufzubewahren. Das Kurkumin wird in folgender Weise hergestellt: 30 g feines bei 100° getrocknetes Kurkumawurzelpulver (Curcuma longa) werden im Soxhletschen Extraktionsapparat zunächst 4 Stunden lang mit Petroläther ausgezogen. Das so entfettete und getrocknete Pulver wird alsdann in demselben Apparat mit heißem Benzol 8—10 Stunden lang, unter Anwendung von 100 ccm Benzol, erschöpft. Zum Erhitzen des Benzols kann ein Glycerinbad von 115—120° verwendet werden. Beim Erkalten der Benzollösung scheidet sich innerhalb 12 Stunden das für die Herstellung des Kurkuminpapiers zu verwendende Kurkumin ab.

rote Färbung entstanden, dann betupft man das in der Farbe veränderte Papier mit einer 2 %igen Lösung von wasserfreiem Natriumcarbonat. Entsteht hierdurch ein rotbrauner Fleck, der sich in seiner Farbe nicht von dem rotbraunen Fleck unterscheidet, der durch die Natriumcarbonatlösung auf reinem Kurkuminpapier erzeugt wird, oder eine rotviolette Färbung, so enthält das Fett ebenfalls keine Borsäure. Entsteht dagegen durch die Natriumcarbonatlösung ein blauer Fleck, so ist die Gegenwart von Borsäure oder Boraten nachgewiesen. Bei blauvioletten Färbungen und in Zweifelsfällen ist der Ausfall der Flammenreaktion ausschlaggebend.

Die Flammenreaktion ist in folgender Weise auszuführen: Weitere 5 ccm der alkalischen Flüssigkeit werden in einer Platinschale zur Trockne verdampft und verascht. Zur Herstellung der Asche wird der zuvor verkohlte Rückstand mit etwa 20 ccm heißem Wasser ausgelaugt. Nachdem die Kohle bei kleiner Flamme vollständig verascht worden ist, fügt man die ausgelaugte Flüssigkeit hinzu und bringt sie zunächst auf dem Wasserbade, alsdann bei etwa 120° zur Trockne. Die so erhaltene lockere Asche wird mit einem erkalteten Gemische von 5 ccm Methylalkohol und 0,5 ccm konzentrierter Schwefelsäure sorgfältig zerrieben und unter Benutzung weiterer 5 ccm Methylalkohol in einen Erlenmeyerkolben von 100 ccm Inhalt gebracht. Man läßt den verschlossenen Kolben unter mehrmaligem Umschütteln 1/2 Stunde lang stehen; alsdann wird der Methylalkohol aus einem Wasserbade von 80—85° vollständig abdestilliert. Das Destillat wird in ein Gläschen von 40 ccm Inhalt und etwa 6 cm Höhe gebracht, durch dessen Stopfen 2 Glasröhren in das Innere führen, die eine bis auf den Boden des Gläschens, die andere nur bis in den Hals. Das verjüngte äußere Ende der letzteren Röhre wird mit einer durchlochten Platinspitze, die aus Platinblech hergestellt werden kann, versehen. Durch die Flüssigkeit wird hierauf ein getrockneter Wasserstoffstrom derart geleitet, daß die angezündete Flamme 2—3 cm lang ist. Ist die bei zerstreutem Tageslichte zu beobachtende Flamme grün gefärbt, so ist der Nachweis von Borsäure oder Boraten im Fett erbracht.

Prüfung auf Formaldehyd und solche Stoffe, die bei ihrer Verwendung Formaldehyd abgeben.

50 g Fett werden in einem Kolben mit 50 ccm Wasser und 10 ccm 25 %iger Phosphorsäure erwärmt. Nachdem das Fett geschmolzen ist, destilliert man unter Einleiten eines Wasserdampfstroms 50 ccm Flüssigkeit ab. 5 ccm des filtrierten Destillats werden mit 2 ccm frischer

Milch[1]) und 7 ccm Salzsäure vom spezifischen Gewicht 1,124, die auf 100 ccm 0,2 ccm einer 10 % igen Eisenchloridlösung enthält, in einem geräumigen Probierglase erhitzt und eine Minute lang in lebhaftem Sieden erhalten. Die Gegenwart von Formaldehyd bewirkt Violettfärbung. Tritt eine solche nicht ein, so bedarf es einer weiteren Prüfung nicht.

Im anderen Falle wird der Rest des Destillats mit Ammoniakflüssigkeit im Überschusse versetzt und in der Weise, unter zeitweiligem Zusatze geringer Mengen Ammoniakflüssigkeit, zur Trockne verdampft, daß die Flüssigkeit immer eine alkalische Reaktion behält. Bei Gegenwart von nicht zu geringen Mengen von Formaldehyd hinterbleiben charakteristische Kristalle von Hexamethylentetramin. Der Rückstand wird in etwa 4 Tropfen Wasser gelöst, von der Lösung 1 Tropfen auf einen Objektträger gebracht und mit 1 Tropfen einer gesättigten Quecksilberchloridlösung versetzt. Entsteht hierbei sofort oder nach kurzer Zeit ein regulärer kristallinischer Niederschlag (drei- und mehrstrahlige Sterne, später Oktaeder), so ist der Nachweis von Formaldehyd erbracht.

Prüfung auf Fluorwasserstoff und Fluoride.

30 g geschmolzenes Fett werden mit etwa der gleichen Menge Wasser in einem mit Rückflußkühler versehenen Kolben von etwa 500 ccm Inhalt vermischt. In das Gemisch wird ½ Stunde lang Wasserdampf eingeleitet, der wässerige Auszug nach dem Erkalten filtriert und das Filtrat ohne Rücksicht auf eine etwa vorhandene Trübung mit Kalkmilch bis zur stark alkalischen Reaktion versetzt. Nach dem Absetzen und Abfiltrieren wird der Rückstand getrocknet, zerrieben, in einem Platintiegel mit etwa 3 Tropfen Wasser befeuchtet und 1 ccm konzentrierte Schwefelsäure hinzugefügt. Sofort nach dem Zusatze der Schwefelsäure wird der Platintiegel mit einem Erlenmeyerkölbchen bedeckt, das auf der Unterseite mit einer stellenweise durch Einritzen unterbrochenen Wachsschicht überzogen ist. Der Tiegel wird auf einer Asbestplatte etwa 1 Stunde lang schwach erwärmt, unter Kühlung des Kölbchens durch fließendes Wasser, und dann noch längere Zeit stehen gelassen. Zeigt sich nach Ablösung der Wachsschicht das Glas an den vorher wachsfreien Stellen angeätzt, so ist der Nachweis von Fluorwasserstoff oder Fluoriden erbracht.

[1]) Durch Vorversuche ist festzustellen einerseits, daß die Milch frei von Formaldehyd ist, anderseits, daß sie auf Zusatz von Formaldehyd die Reaktion gibt.

Prüfung auf schweflige Säure, Sulfite und Thiosulfate.

30 g Fett und 5 ccm 25 % ige Phosphorsäure werden möglichst auf dem Boden eines Erlenmeyerkölbchens von 100 ccm Inhalt gemischt und das Kölbchen sofort mit einem Korke verschlossen. In einem Spalt des Korkes ist ein Streifen Kaliumjodatstärkepapier[1]) so befestigt, daß sein unteres, etwa 1 cm lang mit Wasser befeuchtetes Ende ungefähr 1 cm über der Mitte der Fettmasse sich befindet.

Zeigt sich innerhalb 10 Minuten keine Bläuung des Streifens, so stellt man das Kölbchen bei etwas loserem Korkverschluß auf das Wasserbad. Tritt auch jetzt innerhalb 10 Minuten keine vorübergehende oder bleibende Bläuung des Streifens ein, so läßt man das wieder fest verschlossene Kölbchen an der Luft erkalten. Während des Erwärmens und auch während des Erkaltens wird der Kolben wiederholt vorsichtig geschüttelt. Macht sich auch jetzt innerhalb ½ Stunde keine Blaufärbung des Papierstreifens bemerkbar, dann ist das Fett als frei von schwefliger Säure zu betrachten. Tritt dagegen eine Bläuung des Papierstreifens ein, so ist der entscheidende Nachweis der schwefligen Säure durch nachstehendes Verfahren zu erbringen:

a) 50 g geschmolzenes Fett werden in einem Destillierkolben von etwa 500 ccm Inhalt mit 50 ccm Wasser vermischt. Der Kolben wird mit einem Stopfen verschlossen, durch den drei Glasröhren in das Innere führen, zwei bis auf den Boden, die dritte nur bis in den Hals. Die letztere Röhre ist durch einen Kühler mit einer Absorptionsvorlage verbunden.

Man leitet durch die eine der bis auf den Boden des Kolbens führenden Glasröhren reines (von Schwefelverbindungen freies) Kohlendioxyd, bis alle Luft aus dem Apparate verdrängt ist, bringt dann in die Vorlage 50 ccm Jod-Jodkaliumlösung[2]), lüftet den Stopfen des Destillationskolbens und läßt, ohne das Einströmen des Kohlendioxyds zu unterbrechen, 10 ccm einer wässerigen 25 % igen Lösung von Phosphorsäure hinzufließen. Alsdann leitet man durch die dritte Glasröhre Wasserdampf ein und destilliert unter stetigem Durchleiten von Kohlendioxyd 50 ccm über. Man bringt nunmehr die Jodlösung, die noch braun gefärbt sein muß, in ein Becherglas, spült die

[1]) Die Lösung zur Herstellung des Jodatstärkepapiers besteht aus 0,1 g Kaliumjodat und 1 g löslicher Stärke in 100 ccm Wasser.

[2]) Erhalten durch Auflösen von 5 g reinem Jod und 7,5 g Kaliumjodid in Wasser zu 1 Liter; die Lösung muß sulfatfrei sein.

Vorlage mit Wasser aus, setzt etwas Salzsäure zu, erhitzt kurze Zeit und prüft mit Bariumchloridlösung auf Schwefelsäure. Entsteht ein Niederschlag, so ist das Fett als mit schwefliger Säure, Sulfiten oder Thiosulfaten behandelt zu betrachten. Das Bariumsulfat kann auf die übliche Weise zur Wägung gebracht werden.

Liegt ein Anlaß vor, festzustellen, ob die schweflige Säure Thiosulfaten entstammt, so ist in folgender Weise zu verfahren:

b) 50 g Fett werden mit der gleichen Menge Wasser in einem mit Rückflußkühler versehenen Kolben von etwa 500 ccm Inhalt vermischt. In das Gemisch wird $^1/_2$ Stunde lang Wasserdampf eingeleitet, der wässerige Auszug nach dem Erkalten filtriert und das Filtrat mit Salzsäure versetzt. Entsteht hierbei eine in Äther schwer lösliche Abscheidung, so wird diese abfiltriert, gewaschen, in 25 ccm 5 $^0/_0$ iger Natronlauge gelöst und mit 50 ccm gesättigtem Bromwasser bis zum Sieden erhitzt. Nunmehr wird mit Salzsäure angesäuert und filtriert. Das vollkommen klare Filtrat gibt bei Gegenwart von Thiosulfaten im Fett auf Zusatz von Bariumchloridlösung sofort eine Fällung von Bariumsulfat.

Prüfung auf Salicylsäure und deren Verbindungen.

Man mischt in einem Probierröhrchen 4 ccm Alkohol von 20 Volumprozent mit 2—3 Tropfen einer frisch bereiteten 0,05 $^0/_0$ igen Eisenchloridlösung, fügt 2 ccm des geschmolzenen Fettes hinzu und mischt die Flüssigkeiten durch andauerndes kräftiges Umschütteln. Bei Gegenwart von Salicylsäure färbt sich die untere Schicht violett.

Prüfung auf Benzoesäure und Benzoate.

50 g Fett werden in einem verschlossenen Kolben auf dem Wasserbade geschmolzen und mit 100 ccm (bei Fett mit sehr hohem Säuregrad entsprechend mehr) einer erwärmten, etwa $^1/_{10}$ normalen wässerigen Natriumbicarbonatlösung 1 Minute lang kräftig durchgeschüttelt. Alsdann wird der Kolben auf dem Wasserbade so lange erwärmt, bis sich die wässerige Flüssigkeit klar oder milchigtrüb abgeschieden hat. Die von dem Fette abgegossene Flüssigkeit wird mit verdünnter Schwefelsäure stark angesäuert, bis zum Sieden erhitzt und nach dem Erkalten filtriert. Das klare Filtrat wird in einem Scheidetrichter mit 25 ccm Äther kräftig ausgeschüttelt, die ätherische Lösung zweimal mit 5 ccm Wasser gewaschen und mit 2 ccm $^1/_2$ normaler Alkalilauge ausgeschüttelt. Der alkalische Auszug wird in einem Probierrohr bei 110—115° zur Trockne eingedampft.

Den erkalteten Rückstand erhitzt man mit 8—10 Tropfen (nicht mehr) konzentrierter Schwefelsäure und etwa 0,1 g Kaliumnitrat 10 Minuten lang im Glycerinbade auf 120—130°. Nach dem Erkalten fügt man etwa 1 ccm Wasser hinzu, macht deutlich ammoniakalisch und erhitzt zum Kochen. Auf die Oberfläche der wieder erkalteten Lösung läßt man vorsichtig 1 Tropfen Schwefelammoniumlösung fließen. Waren Benzoesäure oder Benzoate vorhanden, so entsteht dabei ein rotbrauner Ring, der bei längerem Kochen der Flüssigkeit wieder verschwindet.

Prüfung auf fremde Farbstoffe.

50 g des geschmolzenen Fettes werden in 75 ccm absolutem Alkohol in der Wärme gelöst. Die unter Umschütteln in Eis abgekühlte und filtrierte Lösung wird in einem Probierrohre von 18 bis 20 mm Weite im durchfallenden Lichte beobachtet; eine deutlich gelbe oder rötlichgelbe Färbung zeigt die Gegenwart fremder Farbstoffe an.

Zum Nachweise bestimmter Teerfarbstoffe werden 5 g Fett in 10 ccm Äther oder Petroläther gelöst. In Probierröhrchen wird die Hälfte der Lösung mit 5 ccm Salzsäure vom spezifischen Gewicht 1,124, die andere Hälfte der Lösung mit 5 ccm Salzsäure vom spezifischen Gewicht 1,19 kräftig durchgeschüttelt. Bei Gegenwart gewisser Azofarbstoffe ist in dem einen oder anderen Falle die unten sich absetzende Salzsäureschicht deutlich rot gefärbt.

Prüfung auf Alkali- und Erdalkalihydroxyde und -carbonate.

a) 30 g geschmolzenes Fett werden mit der gleichen Menge destilliertem Wasser in einem mit Kühlrohr versehenen Kolben von etwa 500 ccm Inhalt (Kolben und Kühlrohr aus Jenaer Geräteglas) vermischt. In das Gemisch wird $^1/_2$ Stunde lang aus destilliertem Wasser erzeugter Wasserdampf durch ein Rohr aus Jenaer Geräteglas eingeleitet. Die Verbindungsschläuche sind vorher längere Zeit mittels Durchleitens von Wasserdampf zu reinigen. Nach dem Erkalten wird der wässerige Auszug durch ein möglichst aschefreies Filter filtriert.

b) Das zurückbleibende Fett sowie das unter a benutzte Filter werden gemeinsam nach Zusatz von 5 ccm Salzsäure vom spezifischen Gewicht 1,124 und 25 ccm destilliertem Wasser in gleicher Weise, wie unter a angegeben, behandelt. Das Filtrat bringt man in einen Schütteltrichter, fügt etwa 3 g Kaliumchlorid hinzu und schüttelt mit etwa

10 ccm Petroläther einige Minuten lang aus. Nach dem Abscheiden der wässerigen Flüssigkeit filtriert man diese durch ein angefeuchtetes, möglichst aschefreies Filter. Nötigenfalls wird das anfangs trübe ablaufende Filtrat so lange zurückgegossen, bis es klar abläuft.

Das klare Filtrat von a wird auf 25 ccm eingedampft und nach dem Erkalten mit verdünnter Salzsäure angesäuert. Bei Gegenwart von Alkaliseife scheidet sich Fettsäure aus, die mit Äther auszuziehen und als solche zu kennzeichnen ist. In diesem Falle ist das Fett als mit Alkalihydroxyden oder -carbonaten behandelt anzusehen. Entsteht jedoch beim Ansäuern eine in Äther schwer lösliche oder gelblichweiße Abscheidung, so ist diese gegebenenfalls nach der beim Nachweis von Thiosulfaten angegebenen Vorschrift auf Schwefel weiter zu prüfen.

Das klare Filtrat von b wird durch Kochen mit Ammoniakflüssigkeit und Ammoniumcarbonatlösung in einem Gefäß aus Jenaer Geräteglas auf alkalische Erden geprüft. Tritt eine deutliche Fällung von Calciumcarbonat ein, so ist das Fett als mit Calciumhydroxyd oder -carbonat behandelt anzusehen.

Tritt keine deutliche Fällung ein, dann ist die filtrierte Flüssigkeit in einer Platinschale auf etwa 25 ccm einzudampfen und durch Zusatz von etwa 10 ccm Ammoniakflüssigkeit und etwa 1 ccm Natriumphosphatlösung auf Magnesium zu prüfen. Entsteht hierbei innerhalb 12 Stunden eine deutliche kristallinische Ausscheidung von Magnesiumammoniumphosphat, so ist das Fett als mit Magnesiumhydroxyd oder -carbonat behandelt anzusehen.

Zur Prüfung der Reagentien und Geräte auf Reinheit ist ein blinder Versuch ohne Fett in genau gleicher Weise auszuführen.

II. Besondere Untersuchungsverfahren für einzelne Speisefette.

Butter.

Bestimmung des Wassers.

(Vgl. S. 33.)

Ein Kolben aus Jenaer Geräteglas von etwa 300 ccm Inhalt trägt ein eingeschliffenes Kühlrohr von etwa 7 mm lichter Weite, das zweimal rechtwinklig gebogen, in seinem abwärts gerichteten Teile auf eine Länge von etwa 25 cm von einem Wasserkühler umgeben und an der Mündung etwas verjüngt ist. Als Vorlage dient ein Trichter von etwa 80 ccm Inhalt mit einem angeschmolzenen, etwa 5 ccm fassenden und 7 mm weiten Meßrohr, das durch Auswägen mit Quecksilber in zwanzigstel Kubikzentimeter geteilt und unten durch einen Glashahn verschließbar ist. Vor der Bestimmung wird das Meßrohr durch einen Trichter mit engem Ansatzrohr blasenfrei mit Quecksilber gefüllt.

20 bis 25 g Butter werden in dem Kolben mit etwa 75 ccm Xylol und etwas grobem Bimssteinpulver versetzt und allmählich zum ruhigen Sieden erhitzt. Die Destillation wird so lange fortgesetzt, bis etwa 70 ccm Xylol übergegangen sind, was etwa $^1/_2$ Stunde dauern soll. Wird die Destillation zu rasch ausgeführt oder stößt die Flüssigkeit beim Sieden, so entsteht in der Vorlage eine sich nur langsam trennende Emulsion. Gegen Ende der Destillation läßt man für einige Minuten das Wasser aus dem Kühler ablaufen, um größere im Kühlrohr hängende Wassertropfen zu beseitigen.

Nachdem das übergegangene Xylol klar geworden ist, läßt man so viel Quecksilber aus dem Meßrohr ablaufen, daß das unter dem Xylol abgeschiedene Wasser sich vollständig im Meßrohr befindet. Am Trichter hängende Wassertropfen stößt man mittels einer mit Xylol benetzten Federfahne nach unten. Zu dem abgelesenen Wasservolumen rechnet man 0,1 ccm hinzu, als Korrektur für den Unterschied von Quecksilber- und Wassermeniskus und für Wasserverluste durch Haftenbleiben im Kühlrohr.

Für die Bestimmung sehr kleiner Wassermengen ist das Verfahren ungeeignet.

Bestimmung der wasserfreien, nicht fetten Bestandteile.

5—10 g Butter werden in einem flachen Wägeglas unter häufigem Umschütteln im Trockenschranke bei 100° vom größten Teile des Wassers befreit; nach dem Erkalten wird das Fett mit absolutem Alkohol und wasserfreiem Äther gelöst, der Rückstand durch ein gewogenes Filter von bekanntem geringem Aschengehalte filtriert und mit wasserfreiem Äther hinreichend nachgewaschen. Das getrocknete Filter wird in dem benutzten Wägeglas gewogen. Man findet so die Summe der wasserfreien, nicht fetten Bestandteile (Casein, Milchzucker, Asche und sonstige wasserfreie, nicht fette Bestandteile).

Zur Bestimmung der Asche wird das Filter samt Inhalt und der am Gläschen etwa verbliebene Rückstand in einer Platinschale mit kleiner Flamme verkohlt. Die Kohle wird wiederholt mit kleinen Mengen heißen Wassers ausgewaschen, der wässerige Auszug durch ein kleines Filter von bekanntem Aschengehalt filtriert und das Filter samt der Kohle in der Schale verascht. Alsdann gibt man die filtrierte Lösung in die Platinschale zurück, verdampft sie unter

Einleiten von gereinigtem Kohlendioxyd zur Trockne, glüht ganz schwach, läßt im Exsikkator erkalten und wägt.

Zieht man die auf diese Weise ermittelte Aschenmenge von der Gesamtmenge der wasserfreien, nicht fetten Bestandteile ab, so erhält man die Menge der organischen, nicht fetten Bestandteile (im wesentlichen Casein und Milchzucker).

Das Chlor wird in dem wässerigen Auszuge der Asche entweder gewichtsanalytisch oder maßanalytisch bestimmt.

Zur Bestimmung des Caseins wird aus einer zweiten, etwa gleich großen Menge Butter durch Behandlung mit Alkohol und Äther und darauffolgendes Filtrieren durch ein möglichst stickstoffreies Filter die Hauptmenge des Fettes entfernt. Im Filter nebst Inhalt wird nach Kjeldahl der Stickstoff bestimmt. Durch Multiplikation der gefundenen Menge des Stickstoffs mit 6,37 erhält man die Menge des Caseins.

Bestimmung des Fettes.

Der Fettgehalt der Butter wird mittelbar bestimmt, indem man den Gehalt an Wasser und den an wasserfreien, nicht fetten Bestandteilen von der Gesamtmenge abzieht.

Abscheidung des Butterfettes.

Die Butter wird bei 50—60° geschmolzen und das flüssige Fett nach einigem Stehen durch ein trockenes Filter klar filtriert.

Margarine.

Bei der Untersuchung von Margarine können die besonderen Untersuchungsverfahren für Butter sinngemäß angewandt werden.

Schätzung des Sesamölgehaltes der Margarine.

Wenn keine Farbstoffe vorhanden sind, die Salzsäure rot färben, so werden 0,5 ccm des geschmolzenen, klar filtrierten Margarinefettes in 9,5 ccm Petroläther gelöst und mit 0,1 ccm einer einprozentigen alkoholischen Lösung von farblosem Furfurol und 10 ccm Salzsäure vom spezifischen Gewicht 1,19 mindestens $1/2$ Minute lang kräftig geschüttelt.

Wenn Farbstoffe vorhanden sind, die Salzsäure rot färben, so löst man 1 ccm des geschmolzenen, klar filtrierten Margarinefettes in 19 ccm Petroläther und schüttelt diese Lösung in einem kleinen zylindrischen Scheidetrichter mit 5 ccm Salzsäure vom spezifischen

Gewicht 1,124 etwa 1/2 Minute lang. Die unten sich ansammelnde rot gefärbte Salzsäureschicht läßt man abfließen und wiederholt dieses Verfahren, bis die Salzsäure nicht mehr rot gefärbt wird. Alsdann läßt man die Salzsäure abfließen und prüft 10 ccm der so behandelten Petrolätherlösung nach dem oben angegebenen Verfahren.

Hat die Margarine den vorgeschriebenen Gehalt an Sesamöl von der vorgeschriebenen Beschaffenheit, so muß in jedem Falle die sich absetzende Salzsäure eine nicht alsbald verschwindende deutliche Rotfärbung zeigen.

Schweineschmalz.

Annähernde Bestimmung geringer Mengen Wasser in Schweineschmalz[1]).

(Vgl. S. 34.)

Etwa 10 g der vorher gut durchgemischten Schmalzprobe bringt man in ein starkwandiges Gefäß aus farblosem Glas von 9 cm Länge und 18 ccm Rauminhalt und verschließt dieses mit einem Gummistopfen, durch den ein bis 100° reichendes Thermometer so weit eingeführt ist, daß die Quecksilberkugel sich in der Mitte des Fettes befindet. Das Gefäß wird dann durch vorsichtiges Bewegen in einer Flamme allmählich auf 70° erwärmt. Stellt das geschmolzene Schweineschmalz bei dieser Temperatur eine vollkommen klare Flüssigkeit dar, so enthält es weniger als 0,3 % Wasser. Wenn es jedoch trübe erscheint oder sichtbare Wassertröpfchen enthält, so wird es allmählich bis auf 95° erwärmt und bei dieser Temperatur 2 Minuten lang kräftig geschüttelt. Bildet das Fett hierbei eine klare Flüssigkeit, so läßt man es unter mäßigem Schütteln in der Luft abkühlen und stellt die Temperatur fest, bei der eine deutlich sichtbare Trübung eintritt. Dies wird zwei- bis dreimal oder so oft wiederholt, bis sich die Trübungstemperatur des Fettes nicht mehr erhöht. Liegt die konstante Trübungstemperatur des Schweineschmalzes höher als 75°, so enthält es mehr als 0,3 % Wasser.

Ist das auf 95° erwärmte Schweineschmalz beim Schütteln nicht zu einer klaren Flüssigkeit geschmolzen, so enthält es mehr als 0,45 % Wasser, sofern es nicht andere unlösliche Stoffe, wie Gewebsteile oder zugesetzte fremde Stoffe (z. B. Fullererde), enthält.

---

[1]) *Eine etwaige Erhöhung der zulässigen Menge von Wasser in Schweineschmalz (vgl. Anm. 1, S. 11) würde eine Abänderung dieser Vorschrift bedingen.*

Bestimmung der Asche.

10 g Schmalz werden geschmolzen und durch ein getrocknetes, dichtes Filter von bekanntem geringen Aschengehalte filtriert. Man entfernt die größte Menge des Fettes von dem Filter durch Waschen mit entwässertem Äther, verascht alsdann das Filter und wägt die Asche.

Bestimmung des Fettes.

Man erhält den Fettgehalt des Schmalzes, indem man den Gehalt an Wasser und die Asche von der Gesamtmenge abzieht. Falls größere Mengen nicht schmelzbarer Bestandteile vorhanden sind, so sind diese wie die nicht fetten Bestandteile der Butter zu bestimmen und in Abzug zu bringen.

Nachweis von Pflanzenölen im Schweineschmalz nach Bellier.

5 ccm geschmolzenes, filtriertes, nicht wesentlich über 35° warmes Schmalz werden mit 5 ccm farbloser Salpetersäure vom spezifischen Gewicht 1,4 und 5 ccm einer kalt gesättigten Lösung von Resorcin in Benzol in einer dickwandigen, mit Glasstopfen verschließbaren Probierröhre 5 Sekunden lang tüchtig durchgeschüttelt. Treten während des Schüttelns oder 5 Sekunden nach dem Schütteln rote, violette oder grüne Färbungen auf, so deuten diese auf die Anwesenheit von Pflanzenölen hin. Später eintretende Farbenerscheinungen sind unberücksichtigt zu lassen.

Sesamöl.

Prüfung auf die für den Zusatz zu Margarine vorgeschriebene Beschaffenheit.

0,5 ccm Sesamöl werden in Petroläther zu 100 ccm gelöst. 10 ccm dieser Lösung werden mit 10 ccm Salzsäure vom spezifischen Gewicht 1,19 und 0,1 ccm einer einprozentigen alkoholischen Lösung von farblosem Furfurol geschüttelt. Nimmt die sich absetzende Salzsäure eine deutliche Rotfärbung an, so hat das Sesamöl die für den Zusatz zu Margarine vorgeschriebene Beschaffenheit.

D. Schlußfolgerungen aus den Untersuchungsergebnissen.

1. Butter und Butterschmalz.

Auf Grund eines hohen Säuregrades kann Butter oder Butterschmalz nur dann als verdorben erklärt werden, wenn damit ein unangenehmer Geruch oder Geschmack verbunden ist. Der Säuregrad feiner Streichbutter hält sich unter 5. Butter mit höherem Gehalt an freien Fettsäuren läßt sich noch zum Kochen verwenden.

Der Nachweis von Margarine in Butter oder Butterschmalz ist erbracht, wenn Sesamöl darin nachgewiesen ist. Hatte jedoch die zur Verfälschung angewandte Margarine keinen oder nicht den gesetzlich vorgeschriebenen Sesamölgehalt, so läßt sich ihr Vorhandensein nur auf Grund des Nachweises fremder tierischer Fette oder pflanzlicher Fette oder Öle erweisen.

Für den Nachweis fremder tierischer Fette im Butterfett sind die Reichert-Meißl-Zahl und die Verseifungszahl in erster Linie maßgebend. Es beträgt im allgemeinen bei reinem Butterfett die Reichert-Meißl-Zahl 24—34, die Verseifungszahl 219—233. Ein Zusatz fremder tierischer Fette erniedrigt beide Zahlen. Da der Gehalt des Butterfettes an flüchtigen Fettsäuren von mancherlei Umständen, namentlich von dem Futter, dann von der Rasse, dem Laktationsstadium der Kühe, der Art der Zubereitung der Butter usw. abhängt, so ist bei der Beurteilung von Butter auf Grund der Reichert-Meißl-Zahl große Vorsicht erforderlich. In den Herbstmonaten pflegt die Reichert-Meißl-Zahl im Zusammenhang mit den Fütterungsverhältnissen niedriger zu sein als im übrigen Teil des Jahres und kann in dieser Zeit unter normalen Verhältnissen bis auf 20 sinken. Bei abnormer Fütterung und Haltung sowie bei Butter aus der Milch einzelner oder weniger Kühe sind schon Reichert-Meißl-Zahlen unter 20 beobachtet worden.

Abnorm niedrige Reichert-Meißl-Zahlen und Verseifungszahlen lassen daher wohl eine Verfälschung der Butter mit fremden tierischen Fetten vermuten, der sichere Nachweis der Verfälschung wird jedoch in den meisten Fällen nur bei genauer Kenntnis der Herkunft der Butter gegebenenfalls durch die Untersuchung einer Kontrollprobe zu erbringen sein.

Der Nachweis pflanzlicher Fette und Öle in Butter oder Butterschmalz ist erbracht, wenn bei der Prüfung auf Phytosterin der Schmelzpunkt des Acetates zu 117° (korrigiert) oder höher gefunden worden ist. Sind jedoch die Verseifungszahl und Polenske-Zahl ungewöhnlich hoch, die Reichert-Meißl-Zahl ungewöhnlich niedrig (vgl. unten), so ist auch bei einem Schmelzpunkt des Acetates von 116—117° ein Zusatz pflanzlicher Fette (Kokosfett oder Palmkernfett) als erwiesen anzusehen.

Ein positiver Ausfall der Halphenschen Reaktion weist auf Baumwollsamenöl, der Baudouinschen und der Soltsienschen Reaktion auf Sesamöl hin. Da jedoch durch Fütterung der Kühe mit großen Mengen von Baumwollsamenmehl oder Sesamkuchen oder den ent-entsprechenden Ölen Stoffe in geringen Mengen in das Milchfett übergehen können, die einen Zusatz dieser Öle vortäuschen, so ist beim positiven Ausfall der Farbenreaktionen noch die Prüfung auf Phytosterin auszuführen.

Auf die Beimischung größerer Mengen von Kokosfett (oder Palmkernfett) zur Butter weisen hin:

1. Eine hohe Verseifungszahl. Kokosfett hat im allgemeinen eine Verseifungszahl von 254—262 (Palmkernfett von 242—252), Butterfett von 219—233.
2. Eine niedrige Reichert-Meißl-Zahl. Kokosfett hat im allgemeinen eine Reichert-Meißl-Zahl von 6—8,5 (Palmkernfett von 4—7), Butterfett von 24—34. Die Differenz zwischen der Reichert-Meißl-Zahl und der um 200 verkleinerten Verseifungszahl ist bei reinem Butterfett im allgemeinen nahe gleich 0, meist zwischen + 4 und — 4; bei Kokosfett beträgt sie etwa — 40 bis — 60. Bei Zusatz größerer Mengen von Kokosfett zum Butterfett nimmt daher diese Differenz einen merkbaren negativen Wert an, vorausgesetzt, daß nicht das in der Mischung befindliche Butterfett ursprünglich eine erhebliche positive Differenz hatte.
3. Eine hohe Polenske-Zahl. Butterfett hat im allgemeinen eine Polenske-Zahl von 1,5—3,5, Kokosfett eine solche von etwa 16,8—18,2 (Palmkernfett von 8,5—11).

   Da jedoch eine Erhöhung der Polenske-Zahl bei Butter auch durch eine einseitige Fütterung mit Kokosnußkuchen oder Rübenabfällen sowie durch Beimischung von Ziegenbutter bedingt sein kann, so kann Butter nicht ausschließlich auf Grund der Polenske-Zahl als mit Kokosfett (oder Palmkernfett) verfälscht erklärt werden.

Die unter 1. bis 3. aufgeführten Anhaltspunkte geben im allgemeinen nur einen Hinweis auf eine Verfälschung des Butterfettes mit Kokosfett (oder Palmkernfett); der endgültige Nachweis ist durch Prüfung auf Phytosterin (vgl. S. 41) zu erbringen.

2. Margarine.

Ein hoher Säuregrad weist auf die Möglichkeit des Verdorbenseins hin, die jedoch durch die Sinnenprüfung bestätigt werden muß.

Eine Reichert-Meißl-Zahl über 3 zeigt einen unzulässig hohen Gehalt an Butterfett an, sofern nicht Palmkernfett oder Kokosfett zugegen sind, die sich ihrerseits durch niedrige Jodzahl und hohe Verseifungszahl bemerkbar machen.

Fettzubereitungen, die in Farbe und Konsistenz der Butter oder dem Butterschmalz gleichen, sind auch bei abweichendem Geruch und Geschmack als diesen ähnlich und daher als Margarine anzusehen. Dabei ist zu berücksichtigen, daß die Konsistenz der Fette mit der Temperatur, der sie während und längere Zeit vor der Beobachtung ausgesetzt sind, wechselt und außerdem, z. B. bei Kokosfett und Palmkernfett, von der Vorbehandlung abhängt.

3. Schweineschmalz.

Ein hoher Säuregrad weist auf die Möglichkeit des Verdorbenseins hin, die jedoch durch die Sinnenprüfung bestätigt werden muß.

Für den Nachweis fremder tierischer Fette in Schweineschmalz ist die Differenzzahl nach Polenske (vgl. S. 32) maßgebend. Schweineschmalz, dessen Differenzzahl kleiner als 18 ist, ist als mit fremden Fetten verfälscht anzusehen.

Der Nachweis pflanzlicher Fette und Öle in Schweineschmalz ist erbracht, wenn die Prüfung auf Phytosterin positiv ausgefallen ist.

Ein positiver Ausfall der Bellierschen Reaktion weist auf Pflanzenöle im allgemeinen, der Halphenschen Reaktion auf Baumwollsamenöl, der Baudouinschen und Soltsienschen Reaktion auf Sesamöl hin. Indessen sind diese Farbenreaktionen nicht ausschlaggebend, da einerseits bei Fütterung der Schweine mit Baumwollsamenmehl oder Sesamkuchen u. dgl. die die Reaktionen hervorrufenden Stoffe in das Schweinefett übergehen können, anderseits bei geeigneter Vorbehandlung der zur Verfälschung benutzten Öle die Reaktionen ausbleiben können.

Der Nachweis wesentlicher Mengen von Arachinsäure im Schweineschmalz läßt auf Verfälschung mit Erdnußöl schließen.

Bei Verfälschung von Schweineschmalz mit solchem Kokosfett, das arm an Phytosterin ist, kann die Phytosterinacetatprobe versagen. Der Zusatz von Kokosfett ist als erwiesen anzusehen, wenn die Jodzahl unter 45, die Verseifungszahl über 200, die Reichert-Meißl-Zahl über 1 und die Polenske-Zahl über 1 beträgt.

4. Sonstige tierische Speisefette.

Ein hoher Säuregrad weist auf die Möglichkeit des Verdorbenseins hin, die jedoch durch die Sinnenprüfung bestätigt werden muß.

Bei Rindertalg und Hammeltalg weist eine ungewöhnlich hohe Jodzahl auf eine Verfälschung mit Pferdefett (oder mit Pflanzenfetten oder -ölen) hin.

Bei Gänseschmalz weist eine Differenzzahl nach Polenske (vgl. S. 32) oberhalb 17 auf eine Verfälschung mit Schweineschmalz hin.

Der Nachweis pflanzlicher Fette und Öle in allen tierischen Fetten ist erbracht, wenn die Prüfung auf Phytosterin positiv ausgefallen ist.

Ein positiver Ausfall der Halphenschen Reaktion weist auf Baumwollsamenöl, der Baudouinschen und Soltsienschen Reaktion auf Sesamöl hin. Doch sind diese Farbenreaktionen, ebenso wie bei der Prüfung von Schweineschmalz, nicht ausschlaggebend.

Bei Rindertalg und Hammeltalg weisen ungewöhnlich hohe Werte der Verseifungszahl, Reichert-Meißl-Zahl und Polenske-Zahl bei niedriger Jodzahl auf eine Verfälschung mit Kokosfett oder Palmkernfett hin.

5. Kunstspeisefett.

Ein hoher Säuregrad weist auf die Möglichkeit des Verdorbenseins hin, die jedoch durch die Sinnenprüfung bestätigt werden muß.

Fettzubereitungen, die in Farbe und Konsistenz dem Schweineschmalz gleichen, sind auch bei abweichendem Geruch und Geschmack als diesem ähnlich und daher als Kunstspeisefett anzusehen. Dabei ist zu berücksichtigen, daß die Konsistenz der Fette mit der Temperatur, der sie während und längere Zeit vor der Beobachtung ausgesetzt sind, wechselt und außerdem, z. B. bei Kokosfett und Palmkernfett, von der Vorbehandlung abhängt.

Gelbgefärbte Fettzubereitungen sind nicht als Kunstspeisefett, sondern gegebenenfalls als Margarine anzusehen.

6. Pflanzliche Speiseöle und Speisefette.

Ein hoher Säuregrad weist auf die Möglichkeit des Verdorbenseins hin, die jedoch durch die Sinnenprüfung bestätigt werden muß. Ungewöhnlich hohe Jodzahlen des Olivenöles und der daraus abgeschiedenen flüssigen Fettsäuren weisen auf eine Verfälschung mit fremden Ölen hin.

Außerdem machen sich bemerkbar:

Sesamöl durch die Soltsiensche Reaktion (die Baudouinsche Reaktion kann auch bei reinen Olivenölen positiv ausfallen) und durch die Erhöhung der Refraktion;

Erdnußöl durch die Gegenwart größerer Mengen von Arachinsäure (kleine Mengen davon sind auch in reinem Olivenöl enthalten);

Baumwollsamenöl durch die Halphensche Reaktion (die indessen versagen kann, wenn das Baumwollsamenöl vorher stark erhitzt oder verdorben war), durch die Erhöhung des spezifischen Gewichts sowie des Schmelzpunktes und Erstarrungspunktes der Fettsäuren;

Mohnöl durch die Erhöhung der Refraktion;

Rüböl durch die Erniedrigung der Verseifungszahl sowie des Schmelzpunktes und Erstarrungspunktes der Fettsäuren;

Leinöl durch die Erhöhung des spezifischen Gewichtes und der Refraktion sowie die Erniedrigung des Schmelzpunktes und Erstarrungspunktes der Fettsäuren;

Schmalzöl durch Erniedrigung des Schmelzpunktes des Phytosterinacetates und beim Erwärmen durch den Schmalzgeruch;

Mineralöl durch die Vermehrung der unverseifbaren Stoffe.

Die Verfälschung anderer pflanzlicher Speiseöle mit fremden Ölen macht sich in ähnlicher Weise wie bei Olivenöl, teils durch charakteristische Reaktionen, teils durch Veränderung der analytischen Konstanten bemerkbar, wofür die bei der Beschreibung der einzelnen Öle wiedergegebenen Werte der Konstanten Anhaltspunkte liefern.

Ein Gehalt des Kokosfettes und Palmkernfettes an fremden Fetten macht sich in der Regel durch die Erniedrigung der Verseifungszahl, der Reichert-Meißl-Zahl und der Polenske-Zahl bemerkbar, ein Gehalt an Mineralöl durch die Vermehrung der unverseifbaren Stoffe.

Erläuterungen.

I. Begriffsbestimmungen.

A. Tierische Speisefette.

B u t t e r ist das durch schlagende, stoßende oder schüttelnde Bewegung (Buttern) aus dem Rahm der Kuhmilch oder auch unmittelbar aus Kuhmilch abgeschiedene innige Gemisch von Milchfett und wässeriger Milchflüssigkeit, das durch Kneten zu einer gleichmäßigen, zusammenhängenden Masse verarbeitet und von der anhaftenden Buttermilch sowie dem etwa zum Kühlen und Waschen verwendeten Wasser möglichst befreit, vielfach auch mit Kochsalz versetzt ist. Butter muß den Bestimmungen der Bekanntmachung vom 1. März 1902, betreffend den Fett- und Wassergehalt der Butter, entsprechen.

Auf Grund der Begriffsbestimmung ist unter B u t t e r schlechthin nur K u h b u t t e r zu verstehen; die aus der Milch von Ziegen, Schafen oder anderen Säugetieren gewonnenen entsprechenden Erzeugnisse sind als Z i e g e n b u t t e r, S c h a f b u t t e r usw. zu bezeichnen.

Als Rohstoff für die Bereitung von Butter ist in erster Linie der R a h m der Kuhmilch, daneben auch K u h m i l c h selbst genannt. Daß auch der Teil der Kuhmilch, der bei der Käsebereitung als M o l k e n zurückbleibt, unter Umständen als Rohstoff für Butter dienen kann, geht aus der Aufzählung der Buttersorten im folgenden Absatz hervor, in der diese Butterart (Molkenbutter oder Vorbruchbutter) mit aufgeführt ist.

Als wesentliches Kennzeichen der Butter ist die i n n i g e M i s c h u n g von Fett und wässeriger Flüssigkeit hervorgehoben, eine Eigenschaft, die die Butter unter allen Speisefetten nur noch mit der Margarine gemein hat. Butterschmalz ist danach keine Butter.

Für die Herstellung der Butter sind als wesentlich angeführt das B u t t e r n (dessen verschiedene Anwendungsformen sämtlich unter die Begriffe der schlagenden, stoßenden oder schüttelnden Bewegung fallen) und das K n e t e n, daneben als üblich das Kühlen und Waschen und als vielfach üblich das Salzen. Die Angabe, daß die Masse von der anhaftenden Buttermilch möglichst befreit sein soll, schließt nicht aus, diejenigen kleinen Mengen Buttermilch in der Butter zu belassen, die zur Erzielung des gewünschten Geruchs und Geschmacks erforderlich sind. Die zur Butterbereitung verwendeten Hilfsstoffe, W a s s e r und K o c h s a l z, müssen selbstverständlich rein und für Genußzwecke geeignet sein.

Die Bekanntmachung des Reichskanzlers vom 1. März 1902, betreffend den F e t t- u n d W a s s e r g e h a l t d e r B u t t e r, lautet:

Je nach der Bereitungsweise unterscheidet man Butter aus süßem Rahm, aus gesäuertem Rahm, aus gesäuerter Milch, auch aus Molken (Molkenbutter, Vorbruchbutter); je nach der Jahreszeit und Fütterungsweise Winterbutter, Sommerbutter, Stallbutter, Grasbutter. Außerdem werden im Handel nach der Güte unterschieden: Teebutter, Tafelbutter, Streichbutter, Molkereibutter, Landbutter, Bauernbutter, Faßbutter, Packbutter (Faktoreibutter), Kochbutter, Dauerbutter usw.

Ziegenbutter und Schafbutter sind aus Ziegen- und Schafmilch nach Art der Butter hergestellte Erzeugnisse.

Butterschmalz (Schmelzbutter oder Schmalzbutter, in Süddeutschland auch Rindsschmalz oder einfach Schmalz genannt) ist das durch Schmelzen von Butter und größtmögliche Trennung des Fettes von den anderen Bestandteilen (Wasser, Kasein, Milchzucker, Salze) erhaltene, zuweilen auch mit Kochsalz versetzte Butterfett.

Schweineschmalz (Schweinefett, in Norddeutschland auch einfach Schmalz genannt) ist das aus fettreichen Teilen geschlachteter Schweine ausgeschmolzene Fett.

In Deutschland verwendet man hierzu: das Bauchwandfett (Liesen, Flomen, Lünte, Schmer, Wammenfett), Gekröse- (Micker-) Fett, Netzfett, ferner den Rückenspeck, seltener das Fettgewebe von anderen Körperteilen.

»Auf Grund des § 11 des Gesetzes, betreffend den Verkehr mit Butter, Käse, Schmalz und deren Ersatzmitteln, vom 15. Juni 1897 (Reichs-Gesetzbl. S. 475) hat der Bundesrat beschlossen:

Butter, welche in 100 Gewichtsteilen weniger als 80 Gewichtsteile Fett oder in ungesalzenem Zustande mehr als 18 Gewichtsteile, in gesalzenem Zustande mehr als 16 Gewichtsteile Wasser enthält, darf vom 1. Juli 1902 ab gewerbsmäßig nicht verkauft oder feilgehalten werden.«

Die Aufzählung der Buttersorten ist nicht erschöpfend. Die Abgrenzung der im Handel nach der Güte unterschiedenen Sorten gegeneinander ist nicht immer streng durchführbar.

Die zur Herstellung von Butterschmalz verwendete Butter muß der Begriffsbestimmung für Butter entsprechen. Die Forderung einer größtmöglichen Abtrennung des Fettes wird man als erfüllt ansehen können, wenn das fertige Butterschmalz 98—99,5 % Fett enthält.

Unter Schweineschmalz, Rindertalg, Hammeltalg, Gänseschmalz sind nach den Begriffsbestimmungen nur die ausgeschmolzenen Fette zu verstehen; die fettreichen Tierkörperteile, aus denen

Je nach der Bereitungsweise, Güte und Herkunft unterscheidet man: Rohschmalz, Dampfschmalz, Neutralschmalz, raffiniertes Schweineschmalz, deutsches Schweineschmalz, amerikanisches Schweineschmalz usw.

B r a t e n s c h m a l z ist das durch Erhitzen von Schweineschmalz unter Zusatz von Gewürzen, Zwiebeln, Äpfeln und dergleichen gewonnene Erzeugnis.

S c h m a l z ö l (Specköl) ist das aus Schweineschmalz bei niedriger Temperatur durch Pressung gewonnene Öl. Der dabei verbleibende Preßrückstand heißt S c h m a l z s t e a r i n (Solarstearin).

R i n d e r t a l g (Rinderfett) ist das aus fettreichen Teilen geschlachteter Rinder ausgeschmolzene Fett.

Man verwendet hierzu hauptsächlich das Gekröse- (Micker-) Fett, Netzfett, Nierenfett, Herzfett, Mittelfellfett, Sackfett (Hodensackfett von Ochsen), Eingeweidefett (Magenfett, Darmfett, Lungenfett), seltener andere fettreiche Körperteile.

F e i n t a l g (Premier jus) ist der aus frischen, ausgewählt guten Teilen bei nicht zu hoher Temperatur ausgeschmolzene und sorgfältig gereinigte Rindertalg.

O l e o m a r g a r i n ist der aus gereinigtem Rindertalg (Feintalg) durch Auspressen bei mäßiger Temperatur gewonnene niedriger schmelzende Anteil des Rindertalges.

P r e ß t a l g (Rinderstearin) ist der bei der Gewinnung des Oleomargarins als Preßrückstand verbleibende höher schmelzende Anteil des Rindertalges.

---

sie stammen (Speck, Flomen usw.), sind nicht als Speisefette, sondern als Fleisch anzusehen.

Alle diese tierischen Speisefette müssen von g e s c h l a c h t e t e n Tieren stammen; von gefallenen Tieren gewonnene Fette sind keine Speisefette.

Die zur Gewinnung der Fette verwendeten Tierkörperteile sind annähernd in der Reihenfolge aufgeführt, die den aus den einzelnen Teilen gewonnenen Fettmengen entspricht.

Die Aufzählung der verschiedenen S o r t e n von Schweineschmalz ist nicht erschöpfend. Was unter Rohschmalz, Dampfschmalz, Neutralschmalz, raffiniertem Schweineschmalz usw. zu verstehen ist, werden die Handelsgebräuche zu entscheiden haben. Ebenso ist die Abgrenzung des F e i n t a l g e s (Premier jus) gegen den gewöhnlichen Rindertalg, des Hammelfeintalges gegen den Hammeltalg Sache des Handelsgebrauches.

Daß S c h m a l z ö l , S c h m a l z s t e a r i n, O l e o m a r g a r i n, P r e ß t a l g, H a m m e l o l e o m a r g a r i n und H a m m e l p r e ß t a l g im all-

Hammeltalg (Hammelfett, Schaffett) ist das aus fettreichen Teilen geschlachteter Schafe ausgeschmolzene Fett.

Man verwendet hierzu hauptsächlich das Gekrösefett, Netzfett, Nierenfett, Herzfett, Mittelfellfett, seltener andere fettreiche Körperteile.

Hammelfeintalg, Hammeloleomargarin und Hammelpreßtalg sind von Schafen nach Art des Feintalges, Oleomargarins und Preßtalges gewonnene Fette.

Gänseschmalz (Gänsefett) ist das aus fettreichen Teilen geschlachteter Gänse ausgeschmolzene Fett.

B. Pflanzliche Speiseöle und Speisefette.

Die pflanzlichen Speiseöle und Speisefette sind für den menschlichen Genuß geeignete fette Öle oder Fette, die aus Früchten, Fruchtteilen oder Samen von Pflanzen gewonnen sind.

Olivenöl (Baumöl) ist das aus den Früchten des Ölbaumes (Olea europaea) durch Pressung gewonnene Öl.

Je nach der Olivenart, dem Reifezustand der Früchte, der Art der Ernte (gepflückt, geschlagen, geschüttelt), der Art und Dauer der Aufbewahrung der Früchte, der Art ihrer Verarbeitung unterscheidet man verschiedene Sorten von Olivenöl; die besten, mit besonderer Sorgfalt durch schwache kalte Pressung gewonnenen Olivenöle werden als Jungfernöl, Provenceröl, Aixeröl, Nizzaöl bezeichnet.

---

gemeinen nicht für sich zu Genußzwecken verwendet werden, sondern zur Herstellung von Mischungen (Margarine und Kunstspeisefett) dienen, steht ihrer Einreihung unter die Speisefette nicht entgegen.

Speisefette von anderen Tieren als den in den Begriffsbestimmungen aufgeführten werden sinngemäß entsprechend zu definieren sein.

Pflanzenöle und Pflanzenfette, deren Unschädlichkeit für den menschlichen Genuß nicht feststeht, sind keine Speiseöle oder Speisefette. Nur die fetten Öle, nicht aber die ätherischen Öle der Pflanzen sind als Speiseöle anzusehen. Die nachfolgenden Begriffsbestimmungen beziehen sich nur auf die wichtigsten in Deutschland zu Speisezwecken verwendeten Speiseöle und Speisefette.

Das Olivenöl stammt im wesentlichen aus dem Fruchtfleisch der Oliven; bei den gebräuchlichen Gewinnungsverfahren wird jedoch eine Beimengung von Öl aus den Olivenkernen meist nicht vermieden. Die Klärung des ausgepreßten Öls sowie die bei manchen Sorten erforderliche Abtrennung leichter erstarrender Bestandteile sind durch die Begriffsbestimmung nicht ausgeschlossen.

Unter Provenceröl, Aixeröl, Nizzaöl sind, wenn aus den Bezeichnungen nichts anderes hervorgeht, nur Olivenöle zu verstehen, nicht aber andere Pflanzenöle, auch wenn sie in den betreffenden Gegenden gewonnen sind.

E r d n u ß ö l (Arachisöl) ist das aus den Früchten der Erdnußpflanze (Arachis hypogaea) nach Beseitigung der Hülsen, der Samenhäutchen und der Keime durch Pressung gewonnene Öl.

S e s a m ö l ist das aus den Samen der Sesampflanze (Sesamum indicum und Sesamum orientale) durch Pressung gewonnene Öl.

M o h n ö l ist das aus den Samen der Mohnpflanze (Papaver somniferum) durch Pressung gewonnene Öl.

B a u m w o l l s a m e n ö l (Cottonöl) ist das aus den Samen der verschiedenen Arten der Baumwollenstaude (Gossypium) durch Pressung in der Wärme gewonnene und gereinigte Öl. Mitunter (regelmäßig bei dem sogenannten Winteröl) werden die leichter erstarrenden Anteile, das B a u m w o l l s t e a r i n , abgetrennt.

R ü b ö l (Rapsöl, Rübsenöl, Kohlsaatöl, Kolzaöl) ist das aus den Samen verschiedener Brassicaarten durch Pressung gewonnene und gereinigte Öl.

Die schlechteren Sorten von Olivenöl, insbesondere die aus schlechten Früchten, aus Preßrückständen, aus sonstigen Fabrikationsrückständen oder durch Ausziehen mit Lösungsmitteln gewonnenen Olivenöle, sind nicht als Speiseöle anzusehen.

Bei der Gewinnung von E r d n u ß ö l ist vor der Pressung der Früchte Beseitigung der Hülsen, der Samenhäutchen und der Keime vorgeschrieben; die technisch nicht vermeidbare Belassung kleiner Mengen von Hülsenteilchen usw. in dem Preßgut wird dadurch nicht getroffen. Eine Filtration des gepreßten Öles sowie die etwaige Abtrennung leichter erstarrender Bestandteile sind durch die Begriffsbestimmung nicht ausgeschlossen.

Bei der Gewinnung des S e s a m ö l s ist die vielfach übliche Entschälung der Samen vor der Pressung sowie das Filtrieren des Öls und seine Behandlung mit Bleicherde durch die Begriffsbestimmung nicht als unerläßlich vorgeschrieben.

Das bei der Nachpressung von Mohnsamen gewonnene sogenannte »rote M o h n ö l« ist nicht als Speiseöl anzusehen.

Die Begriffsbestimmung von B a u m w o l l s a m e n ö l unterscheidet nicht zwischen der in Amerika üblichen Gewinnung aus den entfaserten und entschälten Samen und der besonders bei ägyptischer Saat angewandten Verarbeitung ohne diese Vorbehandlung. Während bei den übrigen Pflanzenölen meist nur kalt gepreßtes Öl als Speiseöl gilt, kommt bei Baumwollsamen nur die Pressung des erwärmten Preßgutes in Betracht. Unter der Reinigung des rohen Baumwollsamenöls ist im allgemeinen die Behandlung mit alkalischen Flüssigkeiten und mit Bleichmitteln, besonders Bleicherde, zu verstehen.

Eine Unterscheidung der R ü b ö l sorten nach den verschiedenen zu seiner Gewinnung dienenden Arten und Spielarten von Brassica ist schwer durchführbar. Unter der Reinigung des Rüböls sind entweder Behandlung mit starker Schwefelsäure und nachheriges Waschen oder verschiedene andere Verfahren, wie Erwärmung mit Kartoffelstärke, mit Milch usw., zu verstehen.

Leinöl ist das aus den Samen der Flachspflanze (Linum usitatissimum) durch Pressung gewonnene Öl.

Kokosfett (Kokosöl, Kokosnußöl, Kokosbutter) ist das aus dem getrockneten Kernfleisch (Kopra) der Frucht der Kokospalme (Cocos nucifera und Cocos butyracea) durch Pressung gewonnene und gereinigte Fett.

Palmkernfett (Palmkernöl) ist das aus den Fruchtkernen der Ölpalme (Elaeis guineensis und Elaeis melanococca) durch Pressung oder durch Ausziehen mit Lösungsmitteln gewonnene und gereinigte Fett.

C. Margarine und Kunstspeisefett.

Margarine sind diejenigen der Butter oder dem Butterschmalz ähnlichen Zubereitungen, deren Fettgehalt nicht oder nicht ausschließlich der Milch entstammt. Margarine muß den Bestimmungen des Gesetzes vom 15. Juni 1897,

---

Bei Leinöl ist neben dem kalt gepreßten auch warm gepreßtes Öl als Speiseöl anzusehen.

Unter der Reinigung von Kokosfett und Palmkernfett ist im allgemeinen Behandlung mit Bleichmitteln, Neutralisation der freien Fettsäuren mit Alkalien oder Erdalkalien, Abtrennung der gebildeten Seifen und Behandlung mit überhitztem Wasserdampf zu verstehen.

Unter die Begriffsbestimmung für Kokosfett und Palmkernfett fallen auch die durch mechanische Behandlung streichbar gemachten Fette, nicht aber die gelb gefärbten Fette dieser Art.

Bei Palmkernfett ist in Gegensatz zu den übrigen Pflanzenfetten und Pflanzenölen auch das durch Ausziehen mit Lösungsmitteln gewonnene Fett als Speisefett anzusehen.

Von dem Palmkernfett ist das aus dem Fruchtfleisch der Ölpalme gewonnene Palmöl wohl zu unterscheiden, das in Deutschland zu Speisezwecken nicht benutzt wird.

Die Begriffsbestimmung für Margarine stimmt inhaltlich mit derjenigen in § 1 Abs. 2 des Gesetzes, betreffend den Verkehr mit Butter, Käse, Schmalz und deren Ersatzmitteln, vom 15. Juni 1897 (Reichs-Gesetzbl. S. 475) überein. »Milchbutter« und »Butter« sind im Sinne dieser Festsetzungen identisch; auch die Bedingung »deren Fettgehalt nicht oder nicht ausschließlich der Milch entstammt« fällt zusammen mit derjenigen des Gesetzes »deren Fettgehalt nicht ausschließlich der Milch entstammt« und hebt nur deutlicher hervor, daß auch solche Zubereitungen, die gar kein Milchfett enthalten (wie sie im Jahre 1897 noch keine Rolle spielten), unter den Begriff »Margarine« fallen können.

Für den Begriff der Ähnlichkeit kommen in der Hauptsache die äußeren Merkmale, d. i. Farbe und Konsistenz des Fettes, in Betracht, so zwar, daß eine Fettzubereitung, deren Aussehen eine Verwechslung mit Butter oder Butterschmalz durch die gewöhnlichen Käufer zuläßt, als butter- oder butterschmalzähnlich auch dann betrachtet werden muß, wenn bezüglich des Geschmacks betreffend den Verkehr mit Butter, Käse, Schmalz und deren Ersatzmitteln, sowie der Bekanntmachung vom 4. Juli 1897, betreffend Bestimmungen zur Ausführung des genannten Gesetzes, entsprechen.

Kunstspeisefett sind diejenigen dem Schweineschmalz ähnlichen Zubereitungen, deren Fettgehalt nicht oder nicht ausschließlich aus Schweinefett besteht.

---

oder Geruchs merkliche Verschiedenheit vorhanden ist. Gelb gefärbtes Pflanzenfett wird danach meist als Margarine anzusehen sein.

Von den Bestimmungen des Gesetzes vom 15. Juni 1897 kommen hier besonders in Betracht:

»§ 3. Die Vermischung von Butter oder Butterschmalz mit Margarine oder anderen Speisefetten zum Zwecke des Handels mit diesen Mischungen ist verboten.

Unter diese Bestimmung fällt auch die Verwendung von Milch oder Rahm bei der gewerbsmäßigen Herstellung von Margarine, sofern mehr als 100 Gewichtsteile Milch oder eine dementsprechende Menge Rahm auf 100 Gewichtsteile der nicht der Milch entstammenden Fette in Anwendung kommen.

§ 6. Margarine und Margarinekäse, welche zu Handelszwecken bestimmt sind, müssen einen die allgemeine Erkennbarkeit der Ware mittels chemischer Untersuchung erleichternden, Beschaffenheit und Farbe derselben nicht schädigenden Zusatz enthalten.

Die näheren Bestimmungen hierüber werden vom Bundesrat erlassen und im Reichs-Gesetzblatt veröffentlicht.«

In der Bekanntmachung vom 4. Juli 1897 (Reichs-Gesetzbl. S. 591) heißt es:

»1. Um die Erkennbarkeit von Margarine und Margarinekäse, welche zu Handelszwecken bestimmt sind, zu erleichtern ...., ist den bei der Fabrikation zur Verwendung kommenden Fetten und Ölen Sesamöl zuzusetzen. In 100 Gewichtsteilen der angewandten Fette und Öle muß die Zusatzmenge bei Margarine mindestens 10 Gewichtsteile, bei Margarinekäse mindestens 5 Gewichtsteile Sesamöl betragen.

Der Zusatz des Sesamöls hat bei dem Vermischen der Fette vor der weiteren Fabrikation zu erfolgen.

2. Das nach Nr. 1 zuzusetzende Sesamöl muß folgende Reaktion zeigen:

Wird ein Gemisch von 0,5 Raumteilen Sesamöl und 99,5 Raumteilen Baumwollsamenöl oder Erdnußöl mit 100 Raumteilen rauchender Salzsäure vom spezifischen Gewicht 1,19 und einigen Tropfen einer 2prozentigen alkoholischen Lösung von Furfurol geschüttelt, so muß die unter der Ölschicht sich absetzende Salzsäure eine deutliche Rotfärbung annehmen.

Das zu dieser Reaktion dienende Furfurol muß farblos sein.«

(Das in den »Vorschriften für die Untersuchung«, S. 55, angegebene Prüfungsverfahren für Sesamöl ist mit dem vorstehenden gleichwertig.)

Die Begriffsbestimmung für Kunstspeisefett stimmt inhaltlich mit derjenigen in § 1 Abs. 4 des Gesetzes vom 15. Juni 1897 überein (wegen der Worte

Nicht unter den Begriff Kunstspeisefett fallen die Fette bestimmter Tier- oder Pflanzenarten, die unverfälscht und unvermischt und ihrem Ursprung entsprechend bezeichnet sind.

Kunstspeisefett muß den Bestimmungen des Gesetzes vom 15. Juni 1897, betreffend den Verkehr mit Butter, Käse, Schmalz und deren Ersatzmitteln, sowie der Bekanntmachung vom 4. Juli 1897, betreffend Bestimmungen zur Ausführung des genannten Gesetzes, entsprechen.

II. Verbote zum Schutze der Gesundheit.

Für Genußzwecke dürfen — auch in Mischungen oder Zubereitungen — nicht in den Verkehr gebracht werden:

1. Butter, auch Ziegen- und Schafbutter, zu deren Herstellung verwendet worden ist:

   Milch von Tieren, die mit Rinderpest, Milzbrand, Rauschbrand, Wild- und Rinderseuche, Tollwut oder Blutvergiftung behaftet sind oder die an Eutertuberkulose leiden oder bei denen das Vorhandensein von Eutertuberkulose als in hohem Grade wahrscheinlich anzusehen ist, oder

---

»nicht oder nicht ausschließlich« vgl. S. 66 bei Margarine); durch die Worte »und unvermischt« wird nur deutlicher zum Ausdruck gebracht, daß auch Mischungen verschiedener unverfälschter Fette bestimmter Tier- oder Pflanzenarten, sofern sie dem Schweineschmalz ähnlich sind, unter den Begriff »Kunstspeisefett« fallen.

Wegen des Begriffes der Ähnlichkeit s. S. 66.

Als ihrem Ursprung entsprechend bezeichnet werden Fette bestimmter Tier- oder Pflanzenarten dann anzusehen sein, wenn die Bezeichnung deutlich angibt, von welcher Tierart oder Pflanzenart das Fett stammt.

Das Gesetz vom 15. Juni 1897 und die Bekanntmachung vom 4. Juli 1897 enthalten hinsichtlich Kunstspeisefett nur Bestimmungen über die Bezeichnung, die Umhüllungen und Gefäße, die Verkaufsräume, Anzeigepflicht, Beaufsichtigung usw.

Die Verbote unter II sind zum Schutze der Gesundheit bestimmt. Damit ist indessen nicht gesagt, daß Fette oder Öle, die entgegen diesen Bestimmungen hergestellt oder behandelt sind, unter allen Umständen gesundheitsschädlich sind. Zum Teil gründen sich die Verbote auf veterinärpolizeiliche Bedenken (wie bei der Rinderpest, dem Rauschbrand und der Wild- und Rinderseuche). Anderseits sind in den Verboten nicht alle denkbaren gesundheitsgefährlichen Herstellungs- oder Behandlungsweisen, sondern nur die wichtigsten aufgeführt.

Die unter 1. und 2. genannten Verbote entsprechen im allgemeinen dem Viehseuchengesetze vom 26. Juni 1909 (Reichs-Gesetzbl. S. 519, § 10 Abs. 1

rohe Milch von Tieren, bei denen einfacher Verdacht der Eutertuberkulose besteht oder das Vorhandensein äußerlich erkennbarer Tuberkulose, sofern sie sich in der Lunge in vorgeschrittenem Zustande befindet oder Gebärmutter oder Darm ergriffen hat, festgestellt oder in hohem Grade wahrscheinlich ist;

2. Margarine, zu deren Herstellung Milch der in Nr. 1 bezeichneten Art verwendet worden ist;
3. Fett, zu dessen Herstellung Teile von gefallenen Tieren oder bei der Fleischbeschau als untauglich beanstandete Teile geschlachteter Tiere verwendet worden sind;
4. Fett, zu dessen Herstellung bei der Fleischbeschau als bedingt tauglich beanstandete tierische Teile verwendet worden sind, es sei denn, daß diese nach Maßgabe der Vorschriften des Fleischbeschaugesetzes zum Genusse für Menschen brauchbar gemacht worden sind;
5. solche Arten von Fetten und Ölen, deren Unschädlichkeit für den Menschen nicht feststeht;

Nr. 12, § 38, § 61 Abs. 3 u. 4) und den dazu ergangenen Ausführungsvorschriften des Bundesrats vom 7. Dezember 1911 (Reichs-Gesetzbl. 1912 S. 3, §§ 100, 108, 109, 125, 305 Abs. 1 unter b, 311 Abs. 2 unter b). Hinzugefügt sind zu den Krankheiten, bei denen eine Verwertung der Milch zur Herstellung von Butter oder Margarine untersagt ist, nur noch die Rinderpest (vgl. Reichsgesetz, Maßregeln gegen die Rinderpest betreffend, vom 7. April 1869, Reichs-Gesetzbl. S. 105, und die dazu ergangene Instruktion vom 9. Juni 1873, Reichs-Gesetzbl. S. 147) sowie die Blutvergiftung.

Das Verbot unter 3. entspricht dem Gesetz, betreffend die Schlachtvieh- und Fleischbeschau, vom 3. Juni 1900 (§ 9) und den dazu ergangenen Ausführungsbestimmungen A (§§ 33 u. 35), das Verbot unter 4. demselben Gesetz (§ 10) und den Ausführungsbestimmungen A (§§ 34, 37, 38, 39). Für die Brauchbarmachung des Fettes aus solchen tierischen Teilen, die bei der Fleischbeschau als bedingt tauglich beanstandet worden sind, kommt insbesondere die Vorschrift in § 39 Nr. 1 der genannten Ausführungsbestimmungen in Betracht:

»Die Behandlung des Fleisches behufs Brauchbarmachung zum Genusse für Menschen hat nach folgenden Vorschriften zu geschehen:

1. Das Ausschmelzen des Fettes ist nur dann als genügend anzusehen, wenn es entweder in offenen Kesseln vollkommen verflüssigt oder in Dampfapparaten vor dem Ablassen nachweislich auf mindestens 100° C erwärmt worden ist.«

Das Verbot unter 5. bezieht sich insbesondere auf solche Arten von Fetten und Ölen, die bisher zu Zwecken des menschlichen Genusses noch nicht verwendet worden sind. Ihre Unschädlichkeit für den Menschen wird erst dann als feststehend anzusehen sein, wenn sie durch eingehende wissenschaftliche Versuche oder ausgedehnte praktische Erfahrung erwiesen ist.

6. Fette oder Öle, denen die nachbezeichneten Stoffe zugesetzt worden sind:

Ameisensäure, Benzoesäure, Borsäure, Fluorwasserstoffsäure, Salicylsäure, schweflige Säure, Salze oder Verbindungen dieser Säuren, unterschwefligsaure Salze (Thiosulfate), Formaldehyd oder solche Stoffe, die bei ihrer Verwendung Formaldehyd abgeben.

III. Grundsätze für die Beurteilung.

Als verdorben anzusehen sind:

Speisefette und Speiseöle, die durch Kleinlebewesen oder auf andere Weise so tiefgreifend verändert oder sonst so stark verunreinigt sind, daß sie für den bestimmungsgemäßen Gebrauch nicht geeignet sind,

---

Die Aufzählung der zum Schutze der Gesundheit verbotenen Konservierungsmittel unter 6. schließt nicht aus, auch andere Konservierungsmittel oder sonstige Zusätze zu Speisefetten oder Speiseölen als gesundheitsschädlich im Sinne der §§ 12, 13, 14 des Nahrungsmittelgesetzes oder als Verfälschung im Sinne der §§ 10, 11 desselben Gesetzes anzusehen. Die Bekanntmachungen des Reichskanzlers, betreffend gesundheitsschädliche und täuschende Zusätze zu Fleisch und dessen Zubereitungen, vom 18. Februar 1902 und vom 4. Juli 1908 bleiben unberührt.

Unter »Salzen und Verbindungen dieser Säuren« sind z. B. benzoesaures Natrium, Borax, Kaliummetasulfit, Benzoesäureester und dergleichen zu verstehen, unter »Stoffen, die bei ihrer Verwendung Formaldehyd abgeben« z. B. Hexamethylentetramin, sogenanntes Trioxymethylen u. a.

Als Kennzeichen für Verdorbenheit eines Speisefettes oder Speiseöls gilt, daß es für den bestimmungsgemäßen Gebrauch nicht geeignet ist; entscheidend hierfür ist im wesentlichen die Sinnenprüfung. Unter bestimmungsgemäßem Gebrauch ist nicht nur allgemein der Genuß durch den Menschen, sondern unter Umständen auch der aus der Bezeichnung hervorgehende besondere Gebrauch zu verstehen. Danach sind nicht nur solche Fette verdorben, die überhaupt ungenießbar sind, sondern es kann z. B. eine als Tafelbutter bezeichnete Butter als solche verdorben sein, weil sie einen beginnenden ranzigen Geschmack zeigt, während sie als Kochbutter noch genießbar wäre. Die Worte »in dem angegebenen Grade ranzig usw.« bedeuten also: so ranzig usw., daß das Fett oder Öl entweder überhaupt ungenießbar oder wenigstens für den der Bezeichnung entsprechenden Gebrauch nicht geeignet ist.

Unter tiefgreifender Veränderung der Speisefette und Speiseöle sind alle beim Lagern der Fette eintretenden chemischen Zersetzungen zu verstehen, die das Ranzigwerden, Fauligwerden usw. bedingen.

insbesondere

Butter, Butterschmalz und Margarine, die in dem angegebenen Grade ranzig, sauer-ranzig, faulig, sauer-faulig, talgig, ölig, dumpfig (mulstrig, grabelnd), schimmelig, kratzend, bitter oder sonst ekelerregend riechen oder schmecken;

sonstige Speisefette und Speiseöle, die in dem angegebenen Grade ranzig, sauer-ranzig, faulig, sauer-faulig, dumpfig, schimmelig, kratzend, bitter oder sonst ekelerregend riechen oder schmecken.

Als verfälscht, nachgemacht oder irreführend bezeichnet sind anzusehen:

1. Speisefette und Speiseöle, die den Begriffsbestimmungen nicht entsprechen;
2. Ziegenbutter, Schafbutter und ähnliche Erzeugnisse aus der Milch anderer Säugetiere, auch in Mischung mit Butter, sofern sie nicht ihrer Herkunft entsprechend bezeichnet sind;

Stark verunreinigt können Speisefette und Speiseöle nicht nur durch nachträgliche Verunreinigung, sondern auch infolge mangelhafter Herstellung sein, indem entgegen der üblichen Herstellungsweise die im Rohfett oder Rohöl oder in sonstigen Rohstoffen enthaltenen Verunreinigungen, z. B. die freien Fettsäuren des Baumwollsamenöls oder des Kokosfettes, nicht genügend entfernt worden sind; auch solche Fette oder Öle sind also, wenn sie für den bestimmungsgemäßen Gebrauch nicht geeignet sind, als verdorben zu betrachten. Geringe Verunreinigungen, die von der Herstellung her im Fett oder Öl verblieben oder nachträglich hineingekommen sind, Geschmack, Geruch und Genießbarkeit aber nicht beeinträchtigen und auch nicht ekelerregend wirken — z. B. geringfügige äußerliche Schimmelbildung an einzelnen Stellen —, werden im allgemeinen keine Ursache für Verdorbenheit bilden.

Die Abgrenzung zwischen Verfälschung, Nachmachung und irreführender Bezeichnung läßt sich nicht allgemein, sondern vielfach nur nach den Umständen des Einzelfalles durchführen.

Zu 1. Den Begriffsbestimmungen der einzelnen Speisefette und Speiseöle müssen auch alle Erzeugnisse entsprechen, deren Bezeichnung von den hier gegebenen abweicht, aber damit gleichbedeutend ist, ferner alle Sorten der einzelnen Speisefette und -öle, gleichgültig, ob sie in den Begriffsbestimmungen aufgeführt sind oder nicht. So muß Packbutter der Begriffsbestimmung für Butter, steam lard der für Schweineschmalz, Jungfernöl der für Olivenöl entsprechen usw.

Zu 2. Ziegenbutter usw. oder Gemische von solcher mit Butter sind danach als irreführend bezeichnet anzusehen, wenn sie als »Butter«, »Bauernbutter«, »Stallbutter« oder dergleichen in den Verkehr gebracht werden.

3. aus Butter oder Margarine, die für den menschlichen Genuß untauglich geworden sind, durch Abschmelzen, Reinigen, Kirnen usw. erhaltene Erzeugnisse sowie Gemische derartiger Erzeugnisse mit Butter oder Margarine;
4. Butter, die weniger als 80% Fett enthält;
5. Butter, die in ungesalzenem Zustande mehr als 18%, in gesalzenem Zustande mehr als 16% Wasser enthält; desgleichen Butter, der zum Zwecke der Gewichtsvermehrung Wasser, Rahm, Milch, Magermilch oder Quark zugesetzt ist, auch dann, wenn der Gesamtwassergehalt die zulässige Höchstgrenze nicht übersteigt;
6. Butterschmalz, das mehr als 0,5% Wasser enthält;
7. Dauerbutter, die mehr als 5%, sonstige Butter und Butterschmalz, die mehr als 3% Kochsalz enthalten;
8. Butter oder Butterschmalz, die andere Konservierungsmittel als Kochsalz oder sonstige fremde Stoffe enthalten, unbeschadet der Färbung mit kleinen Mengen unschädlicher Farbstoffe;
9. künstlich gefärbte Butter, sofern sie als Grasbutter bezeichnet ist;

Zu 3. Die Herstellung von sogenannter Prozeßbutter, renovierter Butter oder entsprechender Margarine aus verdorbener Butter oder Margarine ist danach auch bei Deklaration des Erzeugnisses als Verfälschung oder Nachmachung anzusehen. Die Auffrischung nur schwach ranziger, aber nicht genußuntauglicher Butter oder Margarine durch Behandlung mit Wasser oder Milch wird dadurch nicht getroffen.

Zu 4 und 5. Diese Bestimmungen entsprechen der Bekanntmachung des Reichskanzlers, betreffend den Fett- und Wassergehalt der Butter (vgl. S. 62); sie gehen insofern darüber hinaus, als eine absichtliche Vermehrung des Wassergehaltes und damit Verringerung des Fettgehaltes der Butter durch Zusatz der genannten wasserhaltigen Stoffe auch innerhalb der Grenzzahlen als Verfälschung zu betrachten ist.

Zu 7. Ein Kochsalzgehalt von mehr als 3% bis zu 5% ist nur in solcher Butter zulässig, die ausdrücklich als Dauerbutter oder gleichsinnig bezeichnet ist.

Zu 8 und 9. Als einziger Zusatz zu Butter und Butterschmalz außer den in der Begriffsbestimmung genannten Stoffen sind kleine Mengen unschädlicher Farbstoffe gestattet unter der Voraussetzung (Nr. 9), daß die künstlich gefärbte Butter nicht als Grasbutter bezeichnet wird. Die Unschädlichkeit der Farbstoffe muß allgemein anerkannt oder durch eingehende wissenschaftliche Versuche oder ausgedehnte praktische Erfahrungen erwiesen sein. Ist die Butterfarbe, wie vielfach üblich, in Öl aufgelöst, so versteht es sich von selbst, daß das Lösungsmittel ein Speiseöl sein muß, nicht aber etwa Mineralöl, und daß seine Menge die technisch notwendige nicht überschreitet; andernfalls würde eine Verfälschung der Butter mit fremdem Öl (Nr. 11) vorliegen.

10. der Butter oder dem Butterschmalz ähnliche Zubereitungen aus anderen Fetten, sofern sie nicht als Margarine bezeichnet sind;
11. Butter oder Butterschmalz, die mit Margarine oder anderen Fetten oder Ölen versetzt sind;
12. butterähnliche Margarine, die weniger als 80% Fett oder in ungesalzenem Zustande mehr als 18%, in gesalzenem Zustande mehr als 16% Wasser enthält; butterschmalzähnliche Margarine (Schmelzmargarine), die mehr als 0,5% Wasser enthält;
13. Dauermargarine, die mehr als 5%, sonstige Margarine, die mehr als 3% Kochsalz enthält;
14. Margarine, die andere Konservierungsmittel als Kochsalz oder Zusätze von Mineralstoffen oder unverseifbaren Stoffen enthält, unbeschadet der Färbung mit kleinen Mengen unschädlicher Farbstoffe;
15. Margarine, die unter Verwendung widerlich schmeckender oder riechender oder für den menschlichen Genuß untauglicher Fette oder Öle oder derartiger Zusatzstoffe hergestellt ist;

Zu 10 und 11. Diese Bestimmungen entsprechen dem Gesetz vom 15. Juni 1897 und den Begriffsbestimmungen für Butter und Margarine (vgl. S. 61 und 66). Der Zusatz jedes fremden Fettes oder Öls zu Butter (mit Ausnahme kleiner, als Lösungsmittel von Butterfarbe etwa eingeführter, das technisch erforderliche Maß nicht überschreitender Mengen eines Speiseöls, vgl. S. 72) ist als Verfälschung anzusehen.

Zu 12. Diese Vorschrift stellt an Margarine dieselben Anforderungen hinsichtlich des Fett- und Wassergehalts, wie sie für Butter festgelegt sind. Die Unterscheidung zwischen gewöhnlicher, butterähnlicher Margarine und butterschmalzähnlicher Schmelzmargarine macht keine Schwierigkeiten; Übergänge zwischen beiden Arten sind nicht im Handel.

Zu 13. Vgl. Nr. 7.

Zu 14. Auch für Margarine ist eine Konservierung nur mit Kochsalz und eine künstliche Färbung nur in der gleichen Weise wie bei Butter zulässig. Während bei Butter außerdem der Zusatz jedes fremden Stoffes untersagt ist, kann man bei Margarine, die aus den verschiedensten Rohstoffen und Zusätzen bereitet wird, von fremden Stoffen nicht reden. Als Verfälschungen sollen aber solche Zusätze angesehen werden, die bei Speisefetten überhaupt nicht zulässig sind nämlich Mineralstoffe (z. B. Talkum oder dergleichen zur Beschwerung) oder unverseifbare Stoffe (z. B. Mineralöl).

Zu 15. Durch das Verbot unter II, 5 ist es bereits untersagt, zur Herstellung von Margarine solche Fette oder Öle zu verwenden, deren Unschädlichkeit für den Menschen nicht feststeht. Die Verwendung derartiger oder auch nur ekelhafter oder sonst genußuntauglicher Fette oder Öle ist aber auch als Verfälschung der Margarine anzusehen. Das gleiche gilt von ekelhaften oder genußuntauglichen Zusatzstoffen.

16. Schweineschmalz und sonstige tierische Speisefette (außer Butter und Butterschmalz), die mehr als 0,3 % Wasser enthalten;
17. Schweineschmalz und sonstige tierische Speisefette (außer Butter und Butterschmalz), die künstlich gefärbt oder mit Konservierungsmitteln versetzt sind oder andere fremde Stoffe enthalten;
18. Schweineschmalz und sonstige tierische Speisefette, zu deren Herstellung bei der Fleischbeschau als bedingt tauglich beanstandete und zum Genusse für Menschen brauchbar gemachte Tierteile verwendet worden sind, sofern sie nicht in einer diese Beschaffenheit erkennbar machenden Weise bezeichnet sind;
19. dem Schweineschmalz ähnliche Zubereitungen aus anderen Fetten oder Ölen, sofern sie nicht als Kunstspeisefett bezeichnet sind, mit Ausnahme von Fetten bestimmter Tier- oder Pflanzenarten, die unverfälscht und unvermischt und ihrem Ursprung entsprechend bezeichnet sind;

Zu 16 bis 18. Unter t i e r i s c h e n S p e i s e f e t t e n sind die in den Begriffsbestimmungen unter I A aufgeführten sowie entsprechende Fette anderer Tierarten, nicht aber Margarine und Kunstspeisefett (I C), zu verstehen.

Zu 17. Durch das Verbot der künstlichen Färbung wird das B l e i c h e n nicht getroffen; im fertigen Schweineschmalz noch enthaltene Bleicherde wäre indessen als »fremder Stoff« anzusehen. Zu den fremden Stoffen gehören auch Alkali- und Erdalkalihydroxyde und -karbonate, die etwa einem tierischen Speisefett, entgegen der Bekanntmachung des Reichskanzlers vom 18. Februar 1902, betreffend gesundheitsschädliche und täuschende Zusätze zu Fleisch und dessen Zubereitungen (vgl. S. 70), zugesetzt worden sind.

Zu 18. Diese Vorschrift bezieht sich auf solches Fett, das nach § 10 des Gesetzes, betreffend die Schlachtvieh- und Fleischbeschau, vom 3. Juni 1900 und §§ 38, 39 der Ausführungsbestimmungen A zu diesem Gesetze (vgl. S. 69) zum Genusse für Menschen b r a u c h b a r g e m a c h t ist; sie entspricht dem § 11 Abs. 1 dieses Gesetzes, welcher lautet:

»Der Vertrieb des zum Genusse für Menschen brauchbar gemachten Fleisches ... darf nur unter einer diese Beschaffenheit erkennbar machenden Bezeichnung erfolgen.«

Die weiteren Absätze des § 11 setzen die sonstigen Beschränkungen fest, denen der Vertrieb derartig brauchbar gemachten Fleisches (einschl. Fettes) unterworfen ist.

Zu 19 und 20. Diese Vorschriften entsprechen dem Gesetz vom 15. Juni 1897 und der Begriffsbestimmung für K u n s t s p e i s e f e t t (vgl. S. 67/68). Alle dem Schweineschmalz ä h n l i c h e n (vgl. S. 66) Mischungen sind als Kunstspeisefett zu bezeichnen, desgleichen auch derartige reine, unvermischte Fette, wenn ihre Bezeichnung nicht deutlich angibt, von welcher Tier- oder Pflanzenart das Fett stammt.

20. dem Schweineschmalz ähnliche Gemische von Schweineschmalz mit anderen Fetten oder Ölen, sofern sie nicht als Kunstspeisefett bezeichnet sind;
21. Rindertalg, Hammeltalg, Gänseschmalz, deren Fettgehalt nicht ausschließlich Rindern, Schafen, Gänsen entstammt;
22. Kunstspeisefett, das mehr als 0,3 % Wasser oder Zusätze von Konservierungsmitteln, Mineralstoffen oder unverseifbaren Stoffen enthält;
23. Kunstspeisefett, das unter Verwendung widerlich schmeckender oder riechender oder für den menschlichen Genuß untauglicher Fette oder Öle oder derartiger Zusatzstoffe hergestellt ist;
24. pflanzliche Speiseöle, die künstlich gefärbt oder mit Konservierungsmitteln versetzt sind oder tierische Fette oder Öle oder andere fremde Stoffe enthalten;
25. Speiseöle, deren Bezeichnung auf eine bestimmte Pflanzenart hinweist, sofern sie nicht ausschließlich das Öl dieser Pflanzenart enthalten; die Mischung verschiedener Speise-

---

Zu 21. Ein Gemisch von Rindertalg und Hammeltalg darf nicht als Rindertalg verkauft werden, ein Gemisch von Gänseschmalz und Schweineschmalz nicht als Gänseschmalz.

Geschlecht, Alter und etwaige Kastration der Tiere bedingen keine Abweichung der Bezeichnung: Hammeltalg kann von Widdern, Hammeln, Schafen oder Lämmern stammen; Kalbsfett ist eine Sorte von Rindertalg.

Zu 22. Der zulässige höchste Wassergehalt von Kunstspeisefett entspricht dem von Schweineschmalz. Die für Kunstspeisefett verbotenen Zusätze entsprechen denen für Margarine (Nr. 14), doch kommen für Kunstspeisefett das Salzen und die künstliche Färbung nicht in Betracht.

Zu 23. Vgl. Nr. 15.

Zu 24. Unter pflanzlichen Speiseölen sind außer den in den Begriffsbestimmungen einzeln angeführten auch alle sonstigen, der allgemeinen Begriffsbestimmung unter I B entsprechenden, z. B. Sonnenblumenöl, Senfsamenöl u. a., zu verstehen.

Das Bleichen ist nicht als künstliche Färbung anzusehen.

Ein Zusatz von Schmalzöl zu Olivenöl und Bezeichnung der Mischung z. B. als Baumöl, gilt nach vorliegender Bestimmung als Verfälschung.

Unter fremden Stoffen, die in pflanzlichen Speiseölen nicht enthalten sein dürfen, sind insbesondere auch Mineralöle zu verstehen. Technisch nicht vermeidbare Spuren solcher Stoffe, die von den zulässigen Gewinnungs- und Reinigungsverfahren des Speiseöls her noch darin enthalten sind, werden dagegen nicht als fremde Stoffe im Sinne dieser Vorschrift anzusehen sein.

Zu 25. Ein Gemisch verschiedener Speiseöle darf nicht als Olivenöl, Jungfernöl, Provenceröl, Mohnöl usw. bezeichnet werden. Wenn bei Benutzung derselben Presse zur Herstellung verschiedener Pflanzenöle bei Beginn einer neuen Pressung das abfließende Öl zunächst noch mit wesentlichen öle ist nicht als Verfälschung anzusehen, sofern das Gemisch ohne Hinweis auf eine bestimmte Pflanzenart als Speiseöl, Tafelöl, Salatöl oder dergleichen bezeichnet ist;

26. Kokosfett, Palmkernfett und sonstige pflanzliche Speisefette, die mehr als 0,3 % Wasser oder Zusätze von Konservierungsmitteln oder andere fremde Stoffe enthalten.

Als gesetzwidrig hergestellt ist anzusehen:

1. Margarine, zu deren Herstellung Butter oder Butterschmalz oder mehr als 100 Gewichtsteile Milch oder eine dementsprechende Menge Rahm auf 100 Gewichtsteile der nicht der Milch entstammenden Fette verwendet worden sind;
2. Margarine, die in 100 Gewichtsteilen der angewandten Fette und Öle nicht mindestens 10 Gewichtsteile Sesamöl von der vorgeschriebenen Beschaffenheit enthält.

Mengen eines anderen, vorher gepreßten Öls verunreinigt ist, so wird diese Mischung nur als »Speiseöl«, »Tafelöl« oder dergleichen in den Verkehr gebracht werden dürfen.

Zu 26. Unter den fremden Stoffen, die in den Fetten nicht enthalten sein dürfen, sind bei Palmkernfett auch Reste des etwa zum Ausziehen des Fettes verwendeten Lösungsmittels zu verstehen, es sei denn, daß es sich um geringe, technisch nicht vermeidbare Spuren handelt.

Als gesetzwidrig sind diejenigen Herstellungsarten von Margarine aufgeführt, die zwar nicht als Verfälschungen betrachtet werden können, weil sie keine Verschlechterung des Erzeugnisses in sich schließen, wohl aber mit den Bestimmungen des Gesetzes, betreffend den Verkehr mit Butter, Käse, Schmalz und deren Ersatzmitteln, vom 15. Juni 1897 in Widerspruch stehen (vgl. S. 67).

Berlin, gedruckt in der Reichsdruckerei.
2670. 12. IV.

GPSR Compliance

The European Union's (EU) General Product Safety Regulation (GPSR) is a set of rules that requires consumer products to be safe and our obligations to ensure this.

If you have any concerns about our products, you can contact us on ProductSafety@springernature.com

In case Publisher is established outside the EU, the EU authorized representative is:

Springer Nature Customer Service Center GmbH
Europaplatz 3
69115 Heidelberg, Germany

Batch number: 10712209

Printed by Printforce, the Netherlands